Técnicas analíticas

em microbiologia, parasitologia, urinálise e fluido seminal

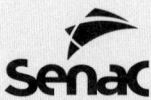

ADMINISTRAÇÃO REGIONAL DO SENAC NO ESTADO DE SÃO PAULO
Presidente do Conselho Regional
Abram Szajman
Diretor do Departamento Regional
Luiz Francisco de A. Salgado
Superintendente Universitário e de Desenvolvimento
Luiz Carlos Dourado

EDITORA SENAC SÃO PAULO
Conselho Editorial
Luiz Francisco de A. Salgado
Luiz Carlos Dourado
Darcio Sayad Maia
Lucila Mara Sbrana Sciotti
Luís Américo Tousi Botelho
Gerente/Publisher
Luís Américo Tousi Botelho
Coordenação Editorial
Verônica Pirani de Oliveira
Prospecção
Andreza Fernandes dos Passos de Paula
Dolores Crisci Manzano
Paloma Marques Santos
Administrativo
Marina P. Alves
Comercial
Aldair Novais Pereira
Comunicação e Eventos
Tania Mayumi Doyama Natal
Edição e Preparação de Texto
Karen Daikuzono
Coordenação de Revisão de Texto
Marcelo Nardeli
Revisão de Texto
Mariana Jamas
Coordenação de Arte e Projeto Gráfico
Antonio Carlos De Angelis
Editoração Eletrônica e Capa
Tiago Filu
Imagens
Adobe Stock
Impressão e Acabamento
Gráfica Maistype

Proibida a reprodução sem autorização expressa.
Todos os direitos desta edição reservados à

Editora Senac São Paulo
Av. Engenheiro Eusébio Stevaux, 823 – Prédio Editora – Jurubatuba
CEP 04696-000 – São Paulo – SP
Tel. (11) 2187-4450
editora@sp.senac.br
https://www.editorasenacsp.com.br

© Editora Senac São Paulo, 2025

Dados Internacionais de Catalogação na Publicação (CIP)
(Claudia Santos Costa - CRB 8ª/9050)

Finati, Maísa Pasquotto Giocondo
  Técnicas analíticas em microbiologia, parasitologia, urinálise e fluido seminal / Maísa Pasquotto Giocondo Finati, Luna Ribeiro Zimmermann Dias Cócus Doneda, Nayara Ribeiro Gomes Silva. – São Paulo : Editora Senac São Paulo, 2025.

  Bibliografia.
  ISBN 978-85-396-5313-3 (impresso/2025)

  1. Análises clínicas – Métodos e técnicas. 2. Diagnóstico de laboratório. 3. Amostras biológicas – Análise. I. Doneda, Luna Ribeiro Zimmermann Dias Cócus. II. Silva, Nayara Ribeiro Gomes. III. Título.

25-2352c   CDD – 616.0756
                                             BISAC MED047000
                                             SCI093000

Índice para catálogo sistemático:
1. Análises clínicas : Diagnóstico de laboratório 616.0756
2. Microbiologia : Parasitologia : Urinálise :
Fluido seminal 616.0756

Maísa Pasquotto Giocondo Finati
Luna Ribeiro Zimmermann Dias Cócus Doneda
Nayara Ribeiro Gomes Silva

Técnicas analíticas
em microbiologia, parasitologia, urinálise e fluido seminal

Editora Senac São Paulo – São Paulo – 2025

Sumário

Apresentação | 7

1. Técnicas analíticas em microbiologia | 9

Bacteriologia e bactérias de interesse médico | 10
- Microbiota humana | 13
- Interesse clínico | 14

Técnicas de diagnóstico laboratorial | 14
- Métodos de microscopia | 15
- Colorações para identificação de bactérias | 17
- Cultivo de bactérias | 22
- Identificação de bactérias | 28

Futuro da microbiologia laboratorial | 32
Sensibilidade bacteriana | 33
Identificação de fungos | 36
Arrematando as ideias | 40

2. Técnicas analíticas em parasitologia | 41

Conceitos básicos em parasitologia | 43
Tipos de amostras biológicas utilizadas em parasitologia | 47
- Amostras de fezes | 47
- Amostras de sangue | 49
- Amostras de urina e de secreção genital | 49

Parasitas de interesse médico | 50
Técnicas de preparo de materiais | 53
- Coleta de fezes para análise | 53
- Coleta e preparo de sangue para análise | 54
- Coleta e preparo de urina para análise | 55
- Armazenamento e transporte | 56

Métodos de análise de fezes | 58
- Exame direto a fresco | 59
- Sedimentação espontânea – método de Hoffman | 59
- Centrífugo-flutuação em sulfeto de zinco – método de Faust | 60
- Flutuação pelo método de Willis | 61

   Hidrotropismo positivo – método de Rugai | 62
   Meio com preparador e conservante de fezes à base de formalina | 62

 Arrematando as ideias | 65

3. Técnicas analíticas em urinálise | 67

 Fisiologia do sistema urinário | 68
 Análise laboratorial da urina | 70
 Exame de rotina de urina | 74

   Análises físicas e químicas da urina | 74
   Análise microscópica – sedimentoscopia da urina | 79

 Automação em urinálise | 87
 Arrematando as ideias | 89

4. Processamento do fluido seminal | 91

 Fisiologia do sistema reprodutor masculino | 92

   Preparo e coleta | 94

 Análise macroscópica do fluido seminal | 95
 Análise microscópica do fluido seminal | 96
 Automação em análise de fluido seminal | 107
 Arrematando as ideias | 108

Referências | 111

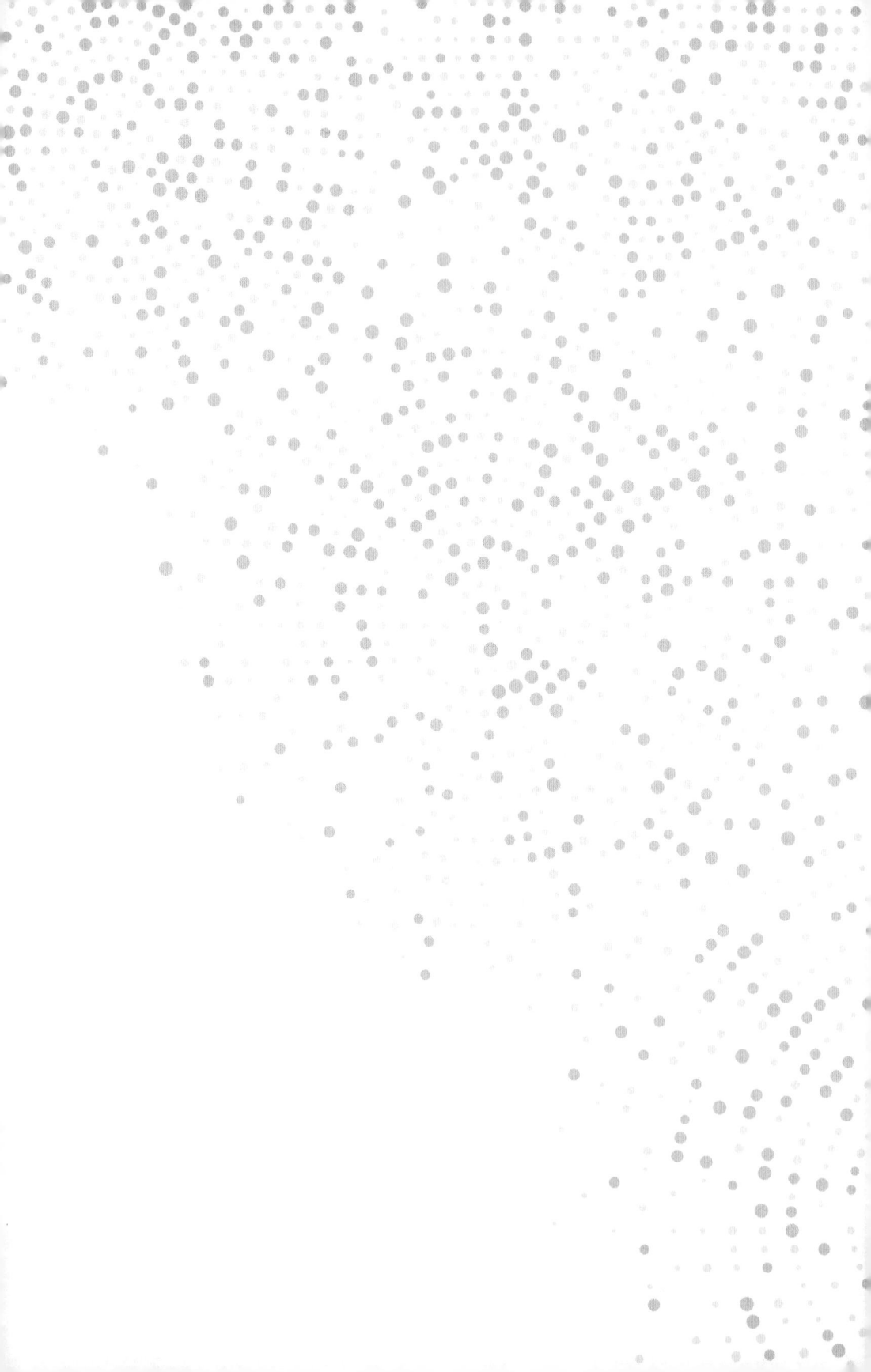

Apresentação

É com grande satisfação que apresentamos esta obra focada na fase analítica dos exames laboratoriais nos setores de microbiologia, parasitologia, urinálise e análise do fluido seminal. Buscamos aqui complementar o conhecimento adquirido nas obras *Coleta e preparo de amostras biológicas: a fase pré-analítica dos exames laboratoriais* e *Processamento de amostras biológicas: a fase analítica em hematologia, imunologia e bioquímica*. Essas três obras, em conjunto, oferecem fundamentos essenciais que enriquecem a formação e a prática de profissionais de análises clínicas. Percorremos, assim, pelas duas primeiras fases dos exames laboratoriais – a fase pré-analítica, com suas particularidades da coleta e interferentes, e a analítica, em que é feita a análise do material coletado com todas as suas especificações e cuidados. A etapa final do processo, a fase pós-analítica, envolve a validação dos exames e encaminhamento dos resultados aos médicos, que farão a interpretação dos resultados e a tomada de decisão.

Nesta obra, exploramos os métodos e técnicas utilizados na fase analítica, essenciais para a obtenção de resultados precisos e confiáveis, abordando metodologias específicas para cada setor, como:

- Microbiologia: técnicas de cultivo, identificação e sensibilidade a antimicrobianos.

- Parasitologia: métodos de detecção e identificação de parasitas em diferentes tipos de amostras.

- Urinálise: técnicas para a análise física, química e microscópica da urina.

- Análise do fluido seminal: procedimentos para avaliação da qualidade seminal, incluindo contagem de espermatozoides e análise de motilidade.

O conteúdo é apresentado de maneira didática e ilustrativa, com orientações que facilitam a compreensão dos procedimentos laboratoriais, sendo uma ferramenta indispensável para estudantes e profissionais da área de análises clínicas que buscam aprimorar seus conhecimentos e habilidades na fase analítica desses setores.

Esperamos que esta obra contribua significativamente para seu desenvolvimento profissional e para a excelência no desempenho das atividades laboratoriais, garantindo resultados de alta qualidade e confiabilidade.

CAPÍTULO 1

Técnicas analíticas em microbiologia

Você já parou para pensar que a microbiologia está presente em tudo ao nosso redor? Ela participa de diversas áreas da ciência e tecnologia e da manutenção da saúde de ecossistemas. Esse ramo da biologia estuda microrganismos como bactérias, vírus, fungos e protozoários, e abrange diversos de seus aspectos: estrutura, fisiologia, metabolismo, reprodução, genética, ecologia e sua interação com outros seres vivos e o ambiente.

A compreensão dos microrganismos é crucial para a saúde humana, a produção de alimentos, a manutenção de ecossistemas e o desenvolvimento de novas tecnologias sustentáveis. A microbiologia continua a evoluir com novas técnicas de biologia molecular e genômica, que ampliam nosso conhecimento sobre a diversidade microbiana e seu impacto no planeta.

BACTERIOLOGIA E BACTÉRIAS DE INTERESSE MÉDICO

Dentro do vasto campo da microbiologia, nosso foco neste capítulo será a classificação e identificação de bactérias de interesse clínico. As bactérias são seres vivos procariontes, têm estrutura relativamente simples e são unicelulares. Podem se apresentar de diversas formas, como cocos, bacilos, espiroquetas e tétrades, e se arranjar isoladas, aos pares e em cadeias (Tortora; Funke; Case, 2012).

Figura 1.1 – Morfologia das bactérias

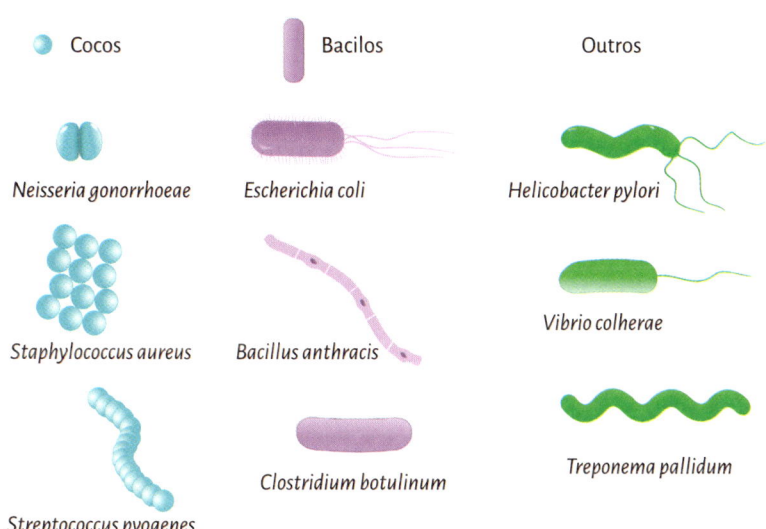

A célula bacteriana basicamente é formada por estruturas essenciais (presentes em todas as espécies) e outras presentes em apenas algumas espécies (Tortora; Funke; Case, 2012). A figura 1.2 apresenta uma estrutura típica bacteriana.

Figura 1.2 – Estrutura de uma célula bacteriana

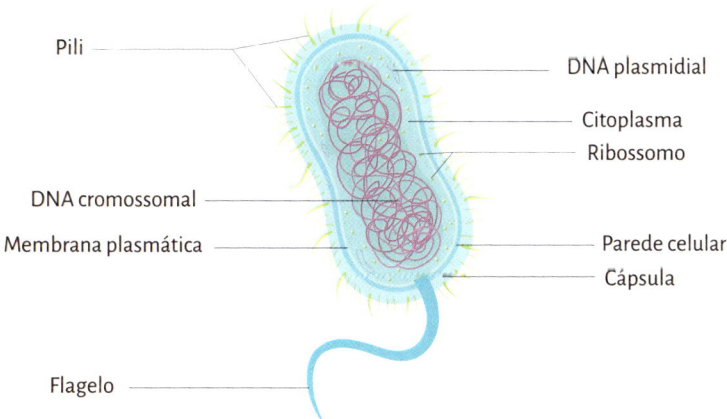

Podemos classificar a visão geral da estrutura típica bacteriana em estruturas fundamentais – parede celular, membrana plasmática, citoplasma e nucleoide – e em alguns anexos que podem ou não estar presentes nas bactérias – pili ou fimbria, flagelos, cápsula, plasmídeos. A seguir, apresentamos um pouco mais sobre cada estrutura.

- Parede celular: a maioria das bactérias tem uma parede celular que fornece suporte estrutural e proteção. Nas bactérias Gram-positivas, a parede celular é espessa e composta principalmente de peptidoglicano. Nas Gram-negativas, a parede é mais fina e está localizada entre outras duas membranas, a interna e a externa, compostas por peptidoglicano e lipopolissacarídeos.

- Membrana plasmática: uma camada dupla de fosfolipídios com proteínas embutidas. Ela controla a entrada e saída de substâncias na célula e é essencial para a manutenção da homeostase.

- Citoplasma: espaço dentro da célula delimitado pela membrana plasmática, fluido gelatinoso no qual ocorrem muitos processos metabólicos.

- Nucleoide: a região em que o material genético da bactéria (DNA) está localizado. O DNA é geralmente uma única molécula circular e não está envolvido por uma membrana nuclear.

- Pili ou fimbria: estruturas semelhantes a pelos que ajudam na aderência a superfícies e na transferência de material genético entre células (conjugação).

- Flagelos: estruturas responsáveis pela locomoção bacteriana.

- Cápsula: estrutura extracelular encontrada em muitas bactérias, desempenha várias funções importantes na sobrevivência e patogenicidade, contribuindo significativamente para a adaptação e sobrevivência do microrganismo.

- Plasmídeo: pequenas moléculas de DNA extracromossômicas que frequentemente carregam genes que conferem vantagens adaptativas como resistência a antibióticos e produção de toxinas.

Os ribossomos são as únicas organelas presentes no citoplasma de seres procariontes e são responsáveis pela síntese de proteínas, embora sejam menores do que os encontrados em células eucariontes.

Os componentes bacterianos descritos permitem que as bactérias realizem funções essenciais como metabolismo, reprodução e interação com o ambiente. Apesar da simplicidade relativa, as bactérias podem ser extremamente versáteis e adaptáveis.

A maioria das bactérias não causa qualquer dano à saúde humana, apenas aproximadamente 1% delas são patogênicas a seres humanos e animais. As próprias bactérias que constituem a microbiota humana podem se tornar patogênicas quando ocorre a ruptura de barreiras anatômicas ou quando há comprometimento da resposta imune do hospedeiro (Salomão, 2017).

Microbiota humana

São microrganismos frequentemente encontrados externa ou internamente no corpo humano. Eles são adquiridos nas primeiras horas de vida, tornando-se mais estáveis no adulto e variáveis de acordo com o ambiente em que ele frequenta.

A microbiota realiza um papel fundamental no organismo humano como forma de defesa e proteção, representando a defesa imunológica inata. A composição dessa microbiota está relacionada ao ambiente em que essa pessoa interage, a condições de temperatura, nutrição, higiene pessoal e até mesmo a ações que envolvem o sistema imunológico.

Pode ser classificada como permanente ou transitória. A microbiota permanente refere-se aos microrganismos que residem de maneira estável e contínua em um ambiente específico do corpo humano ao longo da vida. Esses microrganismos têm uma associação duradoura com o hospedeiro. Já a microbiota transitória refere-se aos microrganismos que aparecem em uma região específica do corpo por um período limitado. Esses microrganismos não estabelecem uma residência duradoura e podem ser substituídos por outros ao longo do tempo, ou seja, eles colonizam temporariamente, mas não permanecem estáveis.

Interesse clínico

Existem várias bactérias de grande importância médica em razão de seu papel em doenças infecciosas, resistência a antibióticos e outras questões relacionadas à saúde. Esses microrganismos capazes de causar doenças infecciosas ou outras condições clínicas significativas em seres humanos podem ser bactérias patogênicas por natureza ou podem se tornar patogênicas em condições específicas, como quando o sistema imunológico do hospedeiro está comprometido.

Essas bactérias são de grande interesse médico por causa do impacto que têm na saúde pública e da necessidade de estratégias eficazes para prevenção, diagnóstico e tratamento de suas infecções.

IMPORTANTE

Podemos classificar microrganismos como patogênicos quando têm a capacidade de causar doenças e não patogênicos quando são benéficos.

TÉCNICAS DE DIAGNÓSTICO LABORATORIAL

A análise laboratorial é primordial na identificação de bactérias patogênicas, auxiliando no diagnóstico e na conduta do tratamento do paciente. Identificar corretamente a bactéria responsável por uma infecção é essencial para o diagnóstico preciso. Isso permite que os médicos distingam entre diferentes tipos de infecções bacterianas, bem como entre infecções bacterianas e outros tipos de infecções, como virais ou fúngicas.

O tratamento de infecções bacterianas frequentemente depende da identificação e isolamento da bactéria envolvida. Diferentes bactérias têm diferentes perfis de resistência a antibióticos, portanto, a sua correta identificação auxilia na escolha do antibiótico mais eficaz, o que aumenta a probabilidade de sucesso do tratamento e reduz o risco de resistência antimicrobiana.

De modo geral, podemos utilizar como forma preliminar para identificação a microscopia realizada diretamente na amostra clínica ou a partir de colônias provenientes de culturas isoladas. Esta metodologia é muito empregada por ser rápida e barata e a sua utilização requer domínio no uso do microscópio, principal equipamento da microbiologia (figura 1.3).

Figura 1.3 – Profissional manuseando microscópio óptico

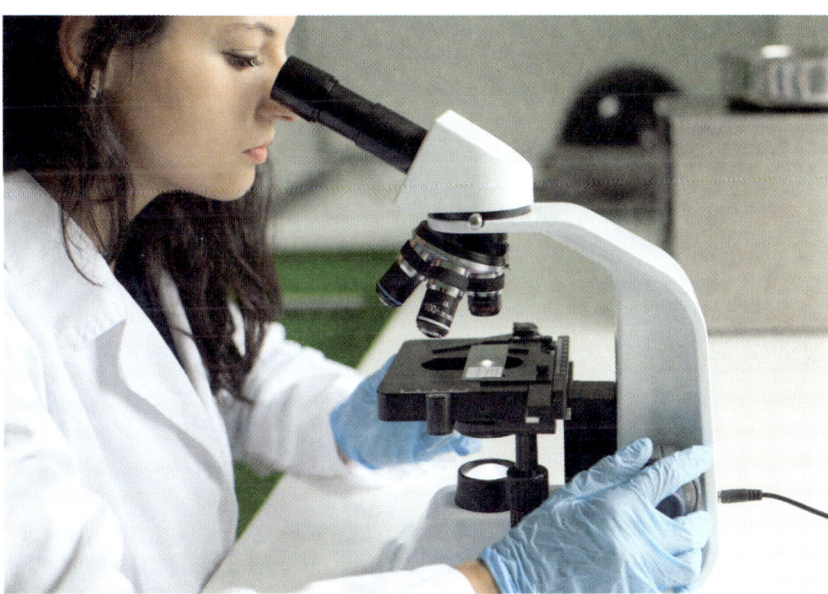

Métodos de microscopia

A microscopia é uma das ferramentas amplamente utilizadas na análise laboratorial, permitindo a visualização de estruturas que estão além da capacidade de resolução do olho humano. Assim, compreender os diferentes métodos de microscopia é essencial para explorar as complexidades da matéria e da vida (Murray; Rosenthal; Pfaller, 2017).

Microscopia de campo claro

É uma das técnicas de microscopia mais tradicionais e amplamente utilizadas para observar amostras biológicas e não biológicas. Ela utiliza luz visível para iluminar a amostra e permitir que os detalhes sejam visualizados pelo microscópio óptico.

Seu processo consiste em uma luz diretamente na amostra, direcionada através do condensador, uma lente ou conjunto de lentes localizado abaixo da platina, onde a amostra é colocada, e que vai realizar a amplificação das estruturas presentes no material. O condensador concentra e focaliza a luz na amostra, proporcionando uma iluminação uniforme e controlada.

Microscopia de campo escuro

Assim como na microscopia de campo claro, também utiliza lentes objetivas e oculares, no entanto, utiliza uma fonte de luz direcionada que ilumina a amostra de maneira indireta. A luz é projetada para incidir em um ângulo oblíquo, em vez de diretamente através da amostra, e isso se deve à presença de um condensador específico que permite que a luz passe pelo disco e não chegue diretamente à amostra, mas, sim, à parte periférica. Apenas a luz que é dispersada ou refletida pela amostra entra na objetiva.

Microscopia de fluorescência

É uma técnica com base na emissão de luz de fluoróforos excitados, que permite a visualização e análise detalhada de estruturas e processos específicos dentro de amostras, oferecendo alta sensibilidade e resolução.

Podemos definir fluorescência como o fenômeno em que uma substância, chamada fluoróforo ou fluorocromo, absorve luz de um comprimento de onda específico e reemite luz de comprimento de onda mais longo (menos energético). Isso ocorre por causa da transição eletrônica dos elétrons excitados para estados de menor energia.

Para sua visualização, a amostra é tratada com essas moléculas fluorescentes (fluoróforos) que podem ser incorporadas diretamente às estruturas da amostra (como proteínas ou ácidos nucleicos) ou ligadas a anticorpos específicos. São os fluoróforos, quando excitados por uma fonte de luz, que emitem a fluorescência.

Microscopia por contraste de fase

É uma técnica de microscopia óptica que permite observar células e outros espécimes biológicos que são geralmente transparentes e difíceis de ver por microscopia convencional. Utiliza a interferência da luz para criar um contraste visível entre as diferentes partes do espécime, que, ao passar por diferentes índices de refração (ou seja, a capacidade de um material de alterar a velocidade da luz), sofre um deslocamento criando um contraste e permitindo assim a visualização de estruturas internas sem a necessidade do uso de corantes.

Microscopia eletrônica

Ao contrário das outras formas de microscopia que vimos até aqui, a microscopia eletrônica não utiliza a luz para ampliar imagens, neste caso, isso acontece por meio da ação de elétrons. O microscópio eletrônico começa com uma fonte que emite elétrons, que são partículas subatômicas. A fonte de elétrons é geralmente um filamento de tungstênio ou um emissor de campo. Diferentemente das lentes ópticas em um microscópio de luz, esse modelo utiliza lentes eletromagnéticas para focalizar os elétrons em um ambiente a vácuo. Para evitar que os elétrons sejam dispersos, o material deve ser revestido por um condutor como ouro ou carbono. Essa metodologia faz com que as imagens adquiridas sejam de alta resolução e de estruturas com detalhes nanométricos.

Colorações para identificação de bactérias

A visualização de microrganismos por microscopia é a forma mais utilizada para início de uma identificação e detecção em uma amostra clínica e pode acontecer de maneira direta, ou seja, quando o material biológico ou uma suspensão de microrganismo é diluída com solução fisiológica ou água e colocada diretamente sob lâmina e lamínula para a visualização no microscópio. Essa técnica também é conhecida como exame a fresco.

Para facilitar a visualização de determinados materiais, como raspados de unha e pele, podemos utilizar uma solução de hidróxido de potássio (KOH) 10-20% com a finalidade de clarificar o material, principalmente com o objetivo de visualizar estruturas fúngicas. Após um tempo, a queratina presente nesses materiais é consumida pelo KOH, restando somente as estruturas fúngicas. Outra técnica é a tinta da China ou nanquim, esse método é utilizado para detecção de leveduras encapsuladas, como no caso de *Cryptococcus spp.*, em que a tinta não penetra na parede da cápsula, permitindo a visualização do fungo. É importante ressaltar que essas técnicas são simples e de baixo custo.

Além das metodologias diretas, a classificação de microrganismos pode ser realizada por meio de metodologias que se baseiam na morfologia e na resposta dada no contato com corantes específicos. A principal técnica nesse sentido utilizada em microbiologia é a coloração de Gram (Trabulsi *et al.*, 1999).

Essa técnica, criada em 1884 pelo médico Hans Christian Joachim Gram, é até hoje considerada uma das mais importantes dentro do universo da análise microbiológica laboratorial, pois permite distinguir os dois grandes grupos de bactérias por meio de sua parede celular. Assim, Gram percebeu que, se acrescentasse diferentes tipos de corantes em um esfregaço bacteriano, a parede celular, dependendo de sua espessura, se coraria com que melhor a impregnasse, diferenciando uma da outra (Procop *et al.*, 2018).

A partir dos estudos de Gram, pode-se definir a classificação das bactérias em dois tipos: as Gram-positivas e as Gram-negativas. As bactérias Gram-positivas têm uma parede celular mais resistente formada por uma camada bem espessa de peptidoglicano, enquanto as Gram-negativas têm essa parede mais fina e rodeada por uma segunda membrana de lipopolissacarídeos, conforme representado na figura 1.4.

Figura 1.4 – Tipos de parede celular

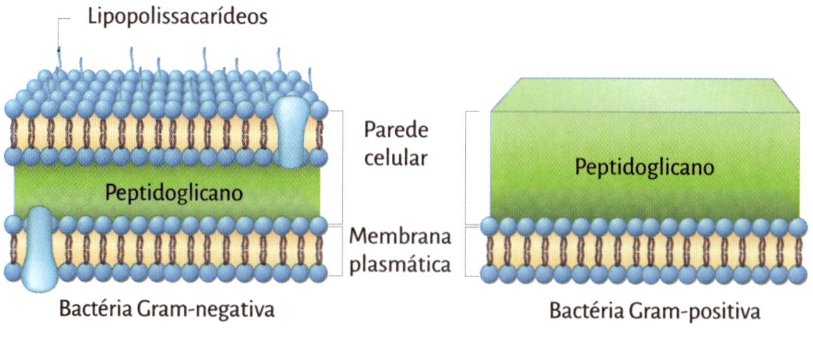

Técnica de coloração de Gram

Pensando na formação da parede celular das bactérias, a coloração de Gram foi estruturada justamente para diferenciar a permeabilidade da membrana com os corantes utilizados. A técnica utiliza um corante primário (cristal violeta) e um para dar contraste (fucsina), além do lugol, que atua como mordente para intensificar a cor do cristal violeta, assim, mesmo com o processo de descoloração, a cor roxa prevalece (Oplustil *et al.*, 2020). A seguir, descrevemos o passo a passo da técnica de coloração de Gram:

- Realize o esfregaço em uma lâmina de vidro com o material a ser analisado. Se for colônia isolada, pode-se utilizar uma gota de solução fisiológica para melhor dispersão.
- Fixe a amostra na lâmina, passando-a pela chama de um bico de Bunsen.
- Cubra o esfregaço com corante cristal violeta e deixe por 1 minuto.
- Lave a lâmina com água corrente para remover o excesso de corante.
- Cubra o esfregaço com lugol e deixe por 1 minuto.
- Lave a lâmina com água corrente para remover o excesso de corante.
- Descore com uma solução de álcool-acetona (partes iguais).
- Lave a lâmina com água corrente para remover o excesso.
- Cubra o esfregaço com fucsina e deixe por 30 segundos.
- Lave a lâmina com água corrente para remover o excesso de corante e deixe secar em temperatura ambiente.
- Examine ao microscópio.

Figura 1.5 – Método de coloração de Gram

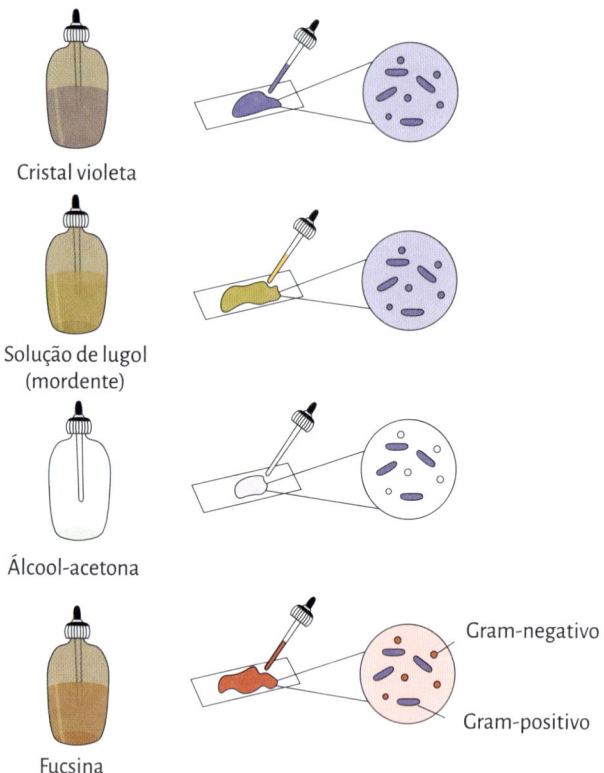

Devemos considerar o fato de que algumas bactérias podem ser naturalmente Gram-variáveis, ou seja, não se classificam claramente como Gram-positiva ou Gram-negativa após a coloração de Gram. Isso pode ocorrer em razão de variações na estrutura da parede celular e de mudanças nas condições ambientais que afetam a coloração ou estágio do crescimento. Como exemplo de bactérias Gram-variáveis, podemos citar: *Mobiluncus*, *Gardnerella*, *Mycobacterium* e algumas espécies de *Corynebacterium*, pois podem apresentar variações na coloração dependendo do meio e das condições de cultivo.

Técnica de coloração de Ziehl-Neelsen

Outra técnica muito empregada em microbiologia para identificação presuntiva de bactérias é a coloração de Ziehl-Neelsen. Essa coloração consegue rapidamente detectar bactérias álcool-ácidas resistentes (Baar) e é utilizada basicamente para micobactérias como o bacilo da tuberculose.

A parede celular das micobactérias é rica em lipídios, incluindo ácidos micólicos. Esses componentes conferem uma estrutura densa e impermeável que resiste à descoloração por solventes e ácidos. A seguir, descrevemos a técnica pelo método de Ziehl-Neelsen:

- Realize o esfregaço em uma lâmina de vidro com o material a ser analisado.
- Fixe o esfregaço com calor.
- Cubra com fucsina fenicada própria para Ziehl-Neelsen.
- Aqueça a lâmina na sua parte inferior, sem levantar fervura, e deixe por 5 minutos.
- Lave a lâmina com água corrente para retirar o corante.
- Cubra toda a lâmina com álcool-ácido e aguarde 1 minuto.
- Lave a lâmina com água corrente.
- Cubra toda a lâmina com azul de metileno e aguarde 30 segundos.
- Lave a lâmina com água corrente.
- Deixe secar em temperatura ambiente para visualização em microscópio.

Se a coloração for empregada para pesquisa do bacilo de Hansen (causador da hanseníase), deve-se utilizar o método a frio para preservar a morfologia do bacilo.

Técnica de coloração de Ziehl-Neelsen a frio

A coloração por Ziehl-Neelsen é o método de escolha também para identificação presuntiva do bacilo de Hansen, causador da hanseníase, mas, para preservar suas características tintoriais de *Mycobacterium leprae*, a técnica é realizada sem o aquecimento da lâmina.

- Realize o esfregaço em uma lâmina de vidro com o material a ser analisado.
- Cubra o esfregaço com fucsina fenicada própria para Ziehl-Neelsen e deixe por 20 minutos.
- Lave com água corrente.
- Cubra toda a lâmina com álcool-ácido a 1% e aguarde 1 minuto.
- Cubra o esfregaço com azul de metileno a 0,3% e aguarde 1 minuto.
- Lave com água corrente.
- Deixe secar em temperatura ambiente para visualização em microscópio.

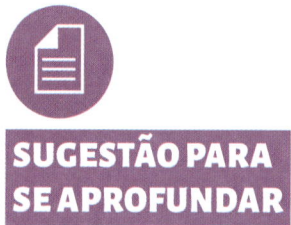

SUGESTÃO PARA SE APROFUNDAR

Para saber mais sobre essa técnica, recomendamos a leitura do artigo "O *M. tuberculosis*, a coloração de Ziehl-Neelsen e a interpretação do Baar", publicado no site da Sociedade Brasileira de Patologia Clínica/Medicina Laboratorial (SBPC/ML, 2023).

Disponível em: https://www.sbpc.org.br/pt/noticias-e-eventos/noticias/960-o-m-tuberculosis-a-coloracao-de-ziehl-neelsen-e-a-interpretacao-do-baar. Acesso em: 28 nov. 2024.

Cultivo de bactérias

O padrão-ouro para diagnóstico de uma infecção se dá pelo isolamento do patógeno por meio do cultivo de microrganismos. Portanto, o diagnóstico laboratorial é fundamental no tratamento de doenças infecciosas, e cabe ao laboratório de microbiologia a incrível missão de assumir esse papel.

Muitos desafios rodeiam essa missão, uma vez que, para que o isolado seja realmente o patógeno, precisamos de muitos fatores envolvidos, como escolha do material adequado para ser analisado, seleção correta de meios de cultura, coleta adequada para que não haja interferência com a microbiota do sítio anatômico escolhido, conhecimento de técnicas e habilidades dos profissionais envolvidos e uso de antibioticoterapia pelo paciente.

Técnicas de semeadura

Nessa técnica, o material biológico é passado em meios de cultura para favorecer o crescimento de microrganismo. Esse meio de cultura pode estar em tubos de ensaio ou placas de Petri. As técnicas de semeadura são essenciais em microbiologia para isolar e cultivar microrganismos específicos a partir de amostras variadas, como secreções biológicas. O objetivo é transferir o inóculo para um meio de cultura, em que os microrganismos podem se desenvolver, facilitando a identificação e análise.

A semeadura pode acontecer basicamente por dois modos – quantitativa ou semiquantitativa (esgotamento) –, e sua escolha vai depender do material analisado e de sua finalidade. Alguns materiais, como a urina, devem ser semeados por técnica quantitativa, pois a quantidade de unidades formadoras de colônias por mililitro (UFC/mL) pode ser significativa para caracterizar infecção, uma vez que o material biológico não é estéril. A técnica por esgotamento pode ser utilizada para obtenção de colônias isoladas, conforme mostra a figura 1.6.

Figura 1.6 – Técnica de semeadura quantitativa (placas superiores) e esgotamento (placas inferiores)

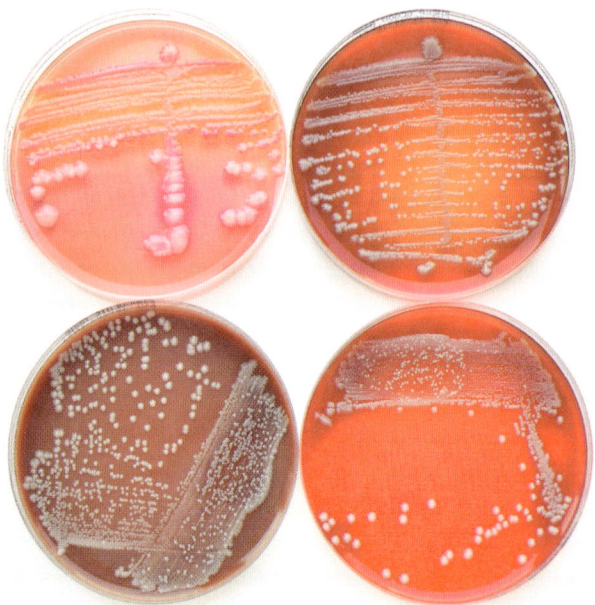

Um bom cultivo de bactérias começa com a escolha do meio de cultura apropriado. No mercado, temos uma grande variedade de meios de cultura em que sua escolha se deve pelo material biológico a ser analisado; e em alguns casos, uma associação de diferentes meios de cultura vai favorecer esse processo (Brasil, 2013a).

A escolha do meio de cultura é feita também de acordo com a finalidade que se deseja com a cultura. O meio de cultura é um material preparado para promover o crescimento em laboratório e pode ser classificado como seletivo, não seletivo e diferencial – cada um deles tem características específicas para propiciar o crescimento bacteriano.

Os meios seletivos são aqueles que favorecem o crescimento de determinados tipos de microrganismos enquanto inibem o crescimento de outros, ou seja, são específicos para determinados tipos de microrganismos. Para isso, existem substâncias em sua composição que podem ser antibióticos, corantes ou outros aditivos que tornam o ambiente mais propício para o organismo de interesse.

Em contrapartida, os meios não seletivos permitem o crescimento de uma grande variedade de microrganismos sem favorecer um tipo específico. Eles contêm nutrientes básicos, como peptonas, extratos de carne, ágar e outros componentes que sustentam o crescimento de diferentes bactérias e fungos.

Já os meios diferenciais permitem a identificação e diferenciação de microrganismos com base em características específicas, como a capacidade de metabolizar certos compostos. Esses meios geralmente contêm indicadores que mudam de cor ou produzem outros efeitos visuais quando uma determinada reação ocorre.

Podemos classificar também os meios de acordo com seu estado físico: ausência ou presença de ágar em sua composição. O ágar atua na formulação como um agente solidificante, e sua ausência e/ou quantidade caracteriza se o meio de cultura será líquido, sólido ou semissólido.

Ágar chocolate

Este meio é caracterizado por sua coloração marrom, que se assemelha a chocolate, em razão do aquecimento do sangue adicionado, que resulta na hemólise e na liberação de nutrientes essenciais. O sangue adicionado pode ser de cavalo, coelho ou carneiro e possibilita um crescimento abundante de diversas espécies bacterianas, embora seja amplamente utilizado em microbiologia para o cultivo de microrganismos exigentes, como as espécies do gênero *Neisseria* e *Haemophilus*.

Ágar sangue

É um meio de cultura diferencial e não seletivo, extremamente rico em nutrientes e que oferece ótimas condições de crescimento e identificação de microrganismos. Possibilita o crescimento de bactérias tanto Gram-positivas quanto Gram-negativas. Em sua composição, a presença de hemácias provenientes do sangue de carneiro, cavalo ou coelho permite que seja visível a formação de hemólise. A hemólise é o rompimento das hemácias, o que ajuda na identificação de alguns microrganismos. Chamamos de alfa-hemólise quando acontece o rompimento parcial das hemácias e um halo esverdeado ao redor da colônia, de beta-hemólise quando temos rompimento total das hemácias e um halo transparente ao redor das colônias, ou de gama-hemólise quando não há lise de eritrócitos e nenhum halo ao redor das colônias é formado.

Ágar MacConkey

Ágar seletivo para bactérias Gram-negativas, tem em sua composição baixas concentrações de sais biliares e cristal violeta que impedem o crescimento de bactérias Gram-positivas. Além disso, em sua composição, tem a presença de lactose e um indicador de pH que permitem a diferenciação de bactérias que têm ou não a capacidade de fermentar esse carboidrato. Durante a fermentação, os microrganismos convertem a lactose em ácido láctico. Essa produção de ácido resulta em uma diminuição do pH do meio, e a queda no pH provoca uma mudança na coloração do meio. As colônias de bactérias que fermentam a lactose geralmente aparecem em tons de rosa ou vermelho por causa da acidificação do meio, enquanto aquelas que não fermentam permanecem incolores ou amarelas.

Ágar manitol

É um meio de cultura muito útil na microbiologia para identificar e diferenciar espécies de *Staphylococcus*. A alta concentração de cloreto de sódio (NaCl) seleciona especificamente essas bactérias, enquanto o manitol e o indicador de pH permitem distinguir entre espécies fermentadoras e não fermentadoras de manitol.

Quando *Staphylococcus aureus* fermenta o manitol, ele produz ácidos que mudam a cor do meio de rosa para amarelo, facilitando a identificação visual.

Ágar cromogênico

É um meio de cultura seletivo e diferencial projetado para o isolamento e identificação de diferentes espécies bacterianas pela ação de substratos incorporados no meio de cultura. O isolamento de bactérias em ágar cromogênico é uma técnica utilizada para identificar e diferenciar microrganismos com base na capacidade de fermentar substratos específicos, resultando em mudanças de cor que facilitam a visualização.

Ágar Mueller-Hinton

Meio utilizado em microbiologia especialmente para realizar antibiogramas pelo método por disco-difusão, como o método de Kirby-Bauer. Ele proporciona um ambiente ideal para o crescimento de uma variedade de bactérias, permitindo a avaliação da suscetibilidade a diferentes antimicrobianos (Åhman; Matuschek; Kahlmeter, 2022).

Esse ágar é formulado para ter um pH específico e uma composição que não interfere na atividade dos antimicrobianos, garantindo resultados precisos. A profundidade e a composição do ágar permitem a difusão adequada dos antibióticos, isso facilita a formação de zonas de inibição que podem ser medidas para determinar a eficácia dos agentes antimicrobianos contra as bactérias testadas.

Meio de Löwenstein-Jensen

Esse meio tem a finalidade de cultivo e isolamento de micobactérias, como o *Mycobacterium tuberculosis*, agente causador da tuberculose. Essas bactérias são conhecidas por seu crescimento lento e exigências nutricionais complexas, por isso a formulação desse meio tem a presença de verde de malaquita, um agente seletivo que inibe o crescimento de bactérias Gram-positivas e Gram-negativas, permitindo que as micobactérias cresçam com menos competição de outros microrganismos.

Ágar SS (ágar *Salmonella Shigella*)

É altamente seletivo, inibindo a maioria das bactérias Gram-positivas e permitindo o crescimento preferencialmente de *Salmonella* e *Shigella* em amostras de fezes e alimentos. Permite que as colônias isoladas sejam facilmente identificadas presuntivamente pela mudança de cor por causa da fermentação de lactose (colônias rosadas quando consomem o carboidrato, ou transparentes, quando não) e pela produção de sulfeto de hidrogênio (H_2S) e formação de precipitado preto na colônia.

Caldo tioglicolato

Meio de cultura líquido ou semissólido utilizado para cultivo de bactérias aeróbias, anaeróbias e facultativas, além de também ser utilizado como forma de verificação se o processo de esterilização de materiais foi eficaz.

Algumas formulações incluem indicadores que mudam de cor na presença de oxigênio, permitindo a visualização da estratificação do oxigênio no meio.

Após incubação (geralmente a 35 °C por 24 a 48 horas), a turbidez do caldo indica crescimento bacteriano, que microrganismos estão presentes, enquanto um caldo límpido indica ausência de crescimento.

Identificação de bactérias

Após a incubação das placas inoculadas, a próxima etapa é fundamental para o isolamento de microrganismos e para seguir a identificação. Deve-se realizar a observação dos meios de cultura para ver se teve crescimento bacteriano e as características macro e microscópicas das colônias isoladas. Ao avaliar as morfologias das colônias, observa-se cor, tamanho, margem, elevação e textura. Sempre que se trabalha com isolamento de microrganismo, deve-se considerar a condição clínica do paciente para que o isolado tenha significância.

Após essa avaliação macroscópica, deve ser realizada uma coloração de Gram para que as melhores provas de identificação bioquímicas sejam escolhidas para a classificação desse microrganismo.

Podemos utilizar testes bioquímicos específicos para determinar características metabólicas dos microrganismos, como fermentação de açúcares e produção de enzimas (por exemplo, catalase e oxidase), além do isolamento em meios específicos e diferenciais. Esses passos são essenciais para garantir uma identificação precisa dos microrganismos cultivados em laboratório.

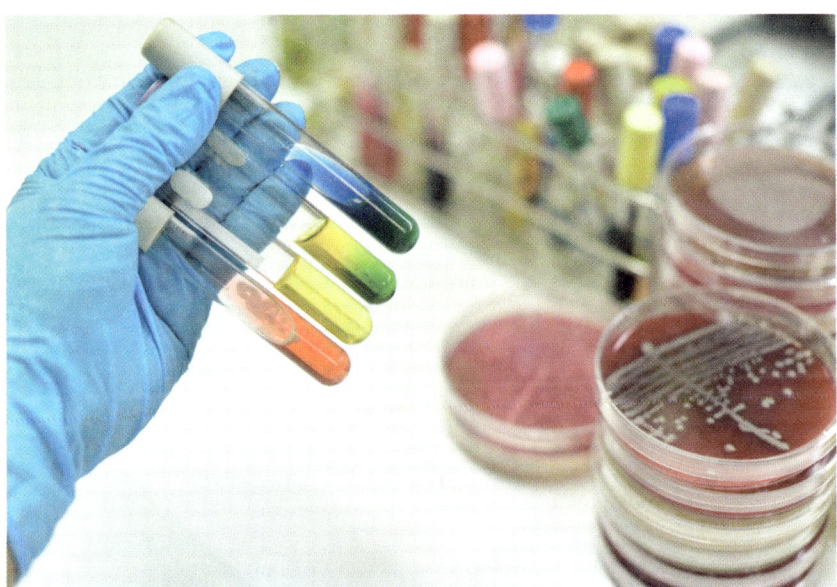

Figura 1.7 – Provas de identificação de bactérias Gram-negativas

Identificação de Gram-positivos

As provas de identificação comumente utilizadas para identificação de Gram-positivos são voltadas para os cocos de importância clínica, uma vez que existe uma variedade deles que, dependendo do sítio anatômico, pode ser considerada microbiota.

A primeira prova a ser realizada é a prova da catalase, que basicamente diferencia as espécies de *Staphylococcus* (catalase positiva) das *Streptococcus* (catalase negativa). A catalase é uma enzima produzida por algumas bactérias que catalisa a perda do peróxido de hidrogênio (H_2O_2) em água (H_2O) e oxigênio (O_2). Quando a catalase está presente, a adição de peróxido de hidrogênio à cultura bacteriana resulta na liberação de oxigênio, que se manifesta na forma de bolhas.

A partir do resultado da prova de catalase, caso ela seja positiva, a identificação de *Staphylococcus* segue para a prova da coagulase, que vai classificar os *Staphylococcus* em *aureus* e *coagulase negativa*. A coagulase é uma enzima produzida por algumas cepas de *Staphylococcus* que converte o fibrinogênio presente no plasma em fibrina, resultando na formação de um coágulo.

A ausência de catalase sugere que seja uma cepa de *Streptococcus* ou *Enterococcus*. Para isso, a análise das colônias em ágar sangue é primordial, pois a presença de hemólise vai ajudar a direcionar as identificações. Em colônias alfa-hemolíticas (hemólise esverdeada), deve ser realizado teste da bile-solubilidade; nesta prova bioquímica, encontra-se uma grande quantidade de sais biliares, e algumas cepas de *Streptococcus* são capazes de sofrer lise celular nessas condições.

Após a exposição das cepas ao disco de optoquina 5 µg/mL, as que apresentarem halos com sensibilidade maiores que 14 mm são identificadas como *Streptococcus pneumoniae*, enquanto as com halos menores do que esses são identificadas como *Streptococcus* do grupo viridans.

Para colônias beta-hemolíticas (hemólise transparente), deve-se realizar o teste de CAMP: coloca-se por aproximação uma cepa de *Staphylococcus aureus*, onde irá ocorrer uma interação pela produção da hemolisina (toxina que provoca a hemólise), resultando assim na formação de uma área translúcida em forma de seta que identifica a presença de *Streptococcus agalactiae*. Caso o resultado seja negativo, é necessária a realização do teste de PYR (pirrolidonil arilamidase), que é particularmente útil porque permite diferenciar *Streptococcus pyogenes* de outras espécies beta-hemolíticas, como *Streptococcus agalactiae* (grupo B), que não apresenta atividade positiva para PYR.

Por fim, a identificação de cocos Gram-positivos gama-hemolíticos envolve uma combinação de métodos morfológicos, culturais e bioquímicos. Esses organismos podem incluir espécies do gênero *Enterococcus* e *Streptococcus*. Para sua identificação, pode-se utilizar provas bioquímicas como teste de PYR, bile esculina, motilidade e crescimento em altas concentrações de NaCl.

Identificação de Gram-negativos

Bacilos Gram-negativos (BGNs) são de grande interesse clínico por estarem associados a uma variedade significativa de infecções em seres humanos, incluindo gastroenterite, pneumonia, infecção de trato urinário, infecção de corrente sanguínea, peritonite e meningite.

A identificação de BGN é um processo sistemático que exige atenção meticulosa aos detalhes em cada etapa. Quando falamos em infecção por BGN, geralmente ela é causada por bactérias da família das Enterobacterales, mas é crucial observar que a identificação de outros BGNs pode requerer etapas adicionais ou diferentes. Essa diferenciação se dá pela afinidade da espécie em utilizar ou não como fonte de energia a glicose, com isso podemos classificá-los como fermentadores ou não fermentadores.

A semeadura em meios seletivos e diferenciais é de suma importância nessa etapa de diferenciação e ajuda como norteador das próximas provas de identificação a serem utilizadas. Na rotina laboratorial, após o crescimento das colônias e a identificação morfológica presuntiva de um BGN, a verificação da fermentação da glicose e a realização do teste de oxidase são etapas cruciais para a diferenciação bacteriana. O teste da oxidase se baseia na capacidade de certas bactérias produzirem a enzima citocromo oxidase, que faz parte da cadeia de transporte de elétrons nas células. Essa enzima catalisa a transferência de elétrons de compostos doadores (como o NADH) para aceitadores de elétrons, normalmente o oxigênio, durante a respiração aeróbica.

Com essas informações, para uma identificação assertiva, deve-se conhecer o funcionamento metabólico e as características enzimáticas das bactérias. Para isso, necessita-se realizar provas bioquímicas, como verificação de produção de gás, motilidade, produção de ácidos orgânicos, utilização de substratos (teste do citrato), formação de subprodutos (teste de indol) e produção de H_2S. Essas provas adicionais podem ser utilizadas em tubos individuais com esses substratos ou em meios associados oferecidos comercialmente, como meio Rugai modificado (IAL) e o EPM/MILI.

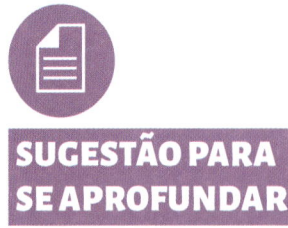

SUGESTÃO PARA SE APROFUNDAR

A leitura do módulo 6 "Detecção e identificação de bactérias de importância médica" do *Microbiologia clínica para o controle de infecção relacionada à assistência à saúde*, da Agência Nacional de Vigilância Sanitária (Anvisa), é uma oportunidade valiosa para aprofundar seus conhecimentos em microbiologia e aprimorar suas habilidades práticas na identificação de bactérias. Nesse módulo, podemos encontrar fluxogramas laboratoriais essenciais para a identificação precisa de patógenos.

Disponível em: https://www.gov.br/anvisa/pt-br/centraisdeconteudo/publicacoes/servicosdesaude/publicacoes/modulo-6-deteccao-e-identificacao-de-bacterias-de-importancia-medica. Acesso em: 28 nov. 2024.

FUTURO DA MICROBIOLOGIA LABORATORIAL

Métodos fenotípicos são a forma como tradicionalmente a maioria dos laboratórios realiza a identificação bacteriana, mas esse cenário está em plena expansão e cada vez mais o uso de outras técnicas, como espectrometria de massa (MALDI-TOF) e sequenciamento de DNA bacteriano, vêm ganhando espaço na microbiologia. A automatização tem se tornado uma tendência crescente nos laboratórios, permitindo aumentar a eficiência e a precisão nas análises. Sistemas automatizados facilitam a preparação de amostras, a identificação de microrganismos e a interpretação de resultados, reduzem o tempo de análise e minimizam erros humanos, além disso, os chamados sequenciamentos de nova geração (SNG), técnica revolucionária que permite a análise rápida e precisa do material genético dos microrganismos, e a metagenômica, que permite o estudo do material genético de comunidades microbianas complexas sem a necessidade de isolamento prévio dos microrganismos, podem revolucionar a microbiologia clínica ao proporcionar diagnósticos mais rápidos, precisos e abrangentes, bem como permitir uma melhor compreensão das dinâmicas microbianas em saúde e doença. Essas tecnologias não apenas melhoram a prática clínica, mas também contribuem significativamente para a saúde pública global.

SENSIBILIDADE BACTERIANA

Os testes de sensibilidade antimicrobiana (TSA), também conhecidos como antibiogramas, são fundamentais na microbiologia clínica, pois permitem determinar a eficácia de antimicrobianos contra microrganismos patogênicos. Sua realização é vital não apenas para o tratamento eficaz das infecções, mas também para o controle da resistência antimicrobiana e a melhoria contínua das práticas clínicas (Oplustil *et al.*, 2020).

Para realizar a interpretação do resultado dos testes de sensibilidade, em geral são utilizadas as seguintes definições:

- Sensível (S): o microrganismo é considerado sensível ao antibiótico testado, o que sugere que ele pode ser utilizado com alta probabilidade de sucesso terapêutico em doses-padrão.

- Sensível aumentando a exposição (I): o microrganismo apresenta uma sensibilidade mútua, o que significa que pode ser tratado com o antibiótico, mas pode exigir doses mais altas ou uma concentração elevada no local da infecção para ser eficaz. Antigamente, era conhecido como intermediário.

- Resistente (R): o microrganismo não é afetado pelo antibiótico, o tratamento com esse medicamento provavelmente falhará, mesmo em doses elevadas.

Existem diversos métodos utilizados, cada um com suas características e aplicações específicas. Para a realização de um TSA com assertividade, alguns critérios devem ser seguidos e são considerados determinantes para seu sucesso. Tudo tem início na qualidade da amostra a ser analisada; verificar a viabilidade do material permite que essa amostra tenha mais representatividade do processo infeccioso.

No momento da realização do TSA, deve-se considerar se o isolado pertence à microbiota do sítio anatômico coletado, pois sua realização não fornece informações úteis para o manejo de infecções e pode levar a práticas prejudiciais, então sua execução não é recomendada.

A escolha do método de antibiograma deve ser baseada em uma avaliação cuidadosa do contexto clínico, das características do patógeno e das capacidades do laboratório. Uma abordagem bem fundamentada garantirá resultados mais precisos e úteis para o tratamento.

O método mais utilizado é o por disco-difusão (Kirby-Bauer), que consiste em colocar discos de papel-filtro impregnados com concentrações padronizadas de antibióticos sobre a superfície de uma placa de ágar, geralmente ágar Mueller-Hinton, inoculada com uma suspensão da bactéria preparada na escala 0,5 de McFarland isolada e incubada a 35 °C a 37 °C por 16 a 24 horas. Após a incubação, observa-se a formação de halos ao redor dos discos. O diâmetro dos halos é medido e comparado a padrões de sensibilidade para determinar se a bactéria é sensível, sensível aumentando a exposição ou resistente.

Figura 1.8 – Placa de antibiograma por disco-difusão

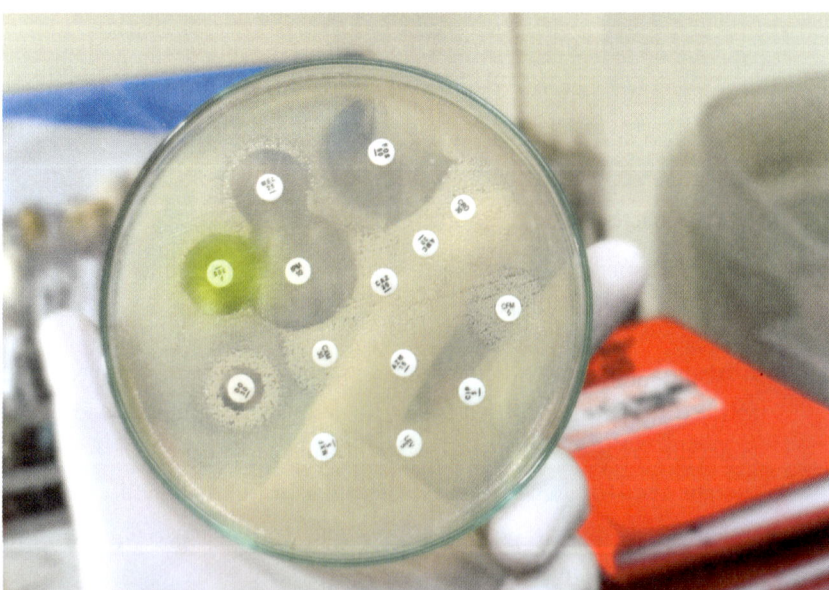

Outro método utilizado para verificação de teste de sensibilidade microbiano é a diluição em caldo, que permite identificar a concentração mínima inibitória (CMI) necessária para impedir o crescimento bacteriano. Uma suspensão padronizada do microrganismo é preparada, geralmente utilizando a escala de McFarland para garantir a turbidez adequada, que corresponde a aproximadamente 1×10^8 células/mL. Para verificar a CMI, pode-se também utilizar fita gradiente: uma placa de ágar Mueller-Hinton é preparada com inóculo 0,5 na escala de McFarland e é colocada uma fita impregnada com um gradiente de antibiótico sobre a superfície do ágar; a leitura é feita diretamente na escala da fita, em que a inibição do crescimento bacteriano ocorre.

Atualmente, é possível encontrar alguns equipamentos automatizados para realização de antibiograma de maneira rápida e precisa. A amostra é inoculada em cartões ou placas que contêm diferentes antibióticos, e o crescimento bacteriano é monitorado automaticamente. Os resultados são gerados em relatórios detalhados sobre a sensibilidade e resistência.

Algumas bactérias têm uma capacidade natural de resistir a determinados antibióticos sem a necessidade de exposição prévia a esses medicamentos. Essa resistência intrínseca deve ser considerada no momento da escolha dos antimicrobianos testados.

Um dos grandes desafios da atualidade é a detecção de mecanismos de resistência adquirida pelas bactérias. A resistência adquirida ocorre quando uma bactéria previamente sensível desenvolve resistência após exposição a outras bactérias, geralmente por meio de mutações genéticas ou pela transferência horizontal de genes de resistência. Existem muitos tipos de mecanismos de resistência, como produção de enzimas que inativam antibióticos (por exemplo, beta-lactamases), alterações nos alvos dos antibióticos ou modificações na permeabilidade da membrana celular. Métodos tradicionais de antibiograma podem não identificar todas as formas de resistência, especialmente aquelas que não se manifestam em níveis elevados de resistência ou que requerem testes adicionais, o que aumenta cada vez mais esse desafio.

IDENTIFICAÇÃO DE FUNGOS

Infecções fúngicas vêm ganhando espaço nas rotinas laboratoriais e podem acometer os seres humanos de maneira superficial, cutânea, subcutânea e até mesmo sistêmica. Os fungos têm características únicas que os diferenciam das bactérias: eles são seres vivos eucariontes, têm membrana que define o núcleo, são heterotróficos e podem ser tanto unicelulares como pluricelulares.

Os fungos têm uma importância clínica significativa, são oportunistas em pacientes imunodeprimidos e podem se apresentar tanto em forma de leveduras como de fungos filamentosos. O patógeno de levedura mais comum é a *Candida albicans*, que pode causar infecções superficiais e sistêmicas; já os fungos filamentosos, também conhecidos como fungos miceliais ou mofos, são caracterizados pela presença de estruturas filamentosas chamadas hifas, e os principais patógenos são o *Aspergillus spp.* e o *Fusarium spp*. Alguns são chamados fungos dimórficos, pois podem existir tanto na forma de levedura quanto de bolor, dependendo das condições do ambiente, principalmente a temperatura. No ambiente ou à temperatura ambiente, eles geralmente crescem como fungos, enquanto no corpo humano ou em temperaturas mais altas, eles se convertem na forma de levedura. Exemplos de fungos dimórficos incluem *Histoplasma capsulatum*, *Paracoccidioides brasiliensis* e *Sporothrix schenckii*, eles são frequentemente associados a regiões geográficas específicas e podem causar infecções sistêmicas. Sua identificação pode ser feita por métodos rápidos de microscopia, como micológico direto, exame a fresco, cultura e teste de sensibilidade a antifúngicos (antifungigrama) (Brasil, 2013c).

Para realizar a cultura e identificação de fungos, é necessário seguir um processo sistemático que envolve a coleta de amostras, o cultivo em meios adequados e a análise das características morfológicas. O tipo e a qualidade da amostra clínica são cruciais para um isolamento e identificação bem-sucedidos.

Dependendo da suspeita clínica e do material coletado, um exame bastante utilizado é o micológico direto, que consiste em examinar espécimes diretamente sob um microscópio, com uma solução de hidróxido de potássio (KOH) colocada sobre o material. Essa solução é frequentemente utilizada para dissolver a queratina e outros componentes da amostra, facilitando a visualização das hifas e esporos. A técnica de micologia direta é uma ferramenta valiosa no diagnóstico de infecções fúngicas e permite uma avaliação rápida e preliminar. Embora não substitua a cultura e outros métodos mais detalhados, ela é essencial para uma abordagem diagnóstica eficaz e manejo de pacientes com suspeita de infecções fúngicas.

Uma vez detectada a presença de fungos, é indicada a cultura para identificação desses microrganismos, e a escolha dos meios de cultura deve ser feita para favorecer o crescimento. Entre os meios de cultura mais utilizados, temos o ágar Sabouraud dextrose (SDA) e o ágar batata dextrose (PDA). O SDA é um meio de cultura que tem em sua composição glicose como fonte de carbono e peptonas como fonte de nitrogênio; ele é um dos meios mais comuns para o cultivo de fungos em geral, incluindo leveduras e fungos filamentosos, e pode ser encontrado na versão com cloranfenicol, que ajuda a inibir o crescimento de outros microrganismos. Já o ágar batata dextrose (PDA) é usado especialmente para fungos filamentosos, ele estimula a esporulação e é produzido a partir de extrato de batata e dextrose.

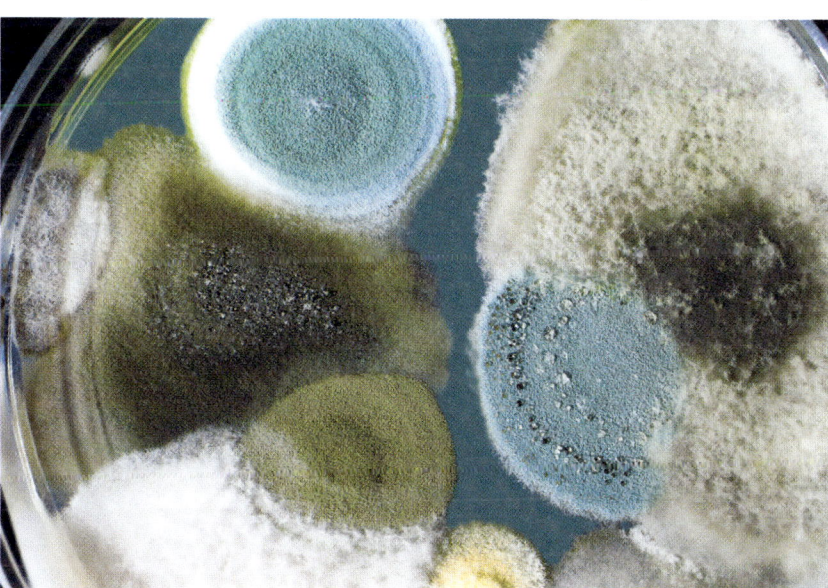

Figura 1.9 – Meio de cultura com colônia de fungo

Após a semeadura, as placas devem ser incubadas em temperatura adequada (geralmente entre 25 °C e 30 °C) por um período que varia de 3 a 30 dias, dependendo do tipo de fungo que se deseja cultivar. Após o período de incubação, observe nas colônias formadas a cor, a textura (cotonosa, rugosa, etc.), o tamanho e a forma (circular, irregular). Todas essas informações serão necessárias na identificação do fungo.

A identificação após a avaliação do crescimento em meio de cultura segue de acordo com suas características microscópicas. No caso de células leveduriformes, uma técnica muito empregada é o tubo germinativo, que permite diferenciar de forma simples *Candida albicans* de outras espécies. Essa prova é executada utilizando soro ou albumina e uma porção da colônia a ser identificada, a suspensão é incubada de 2 a 3 horas e visualizada no microscópio. A presença de brotamentos (projeções) das leveduras indica uma forma assexuada de reprodução que é característica na *Candida albicans*, mas pode não aparecer em outras espécies de *Candida*.

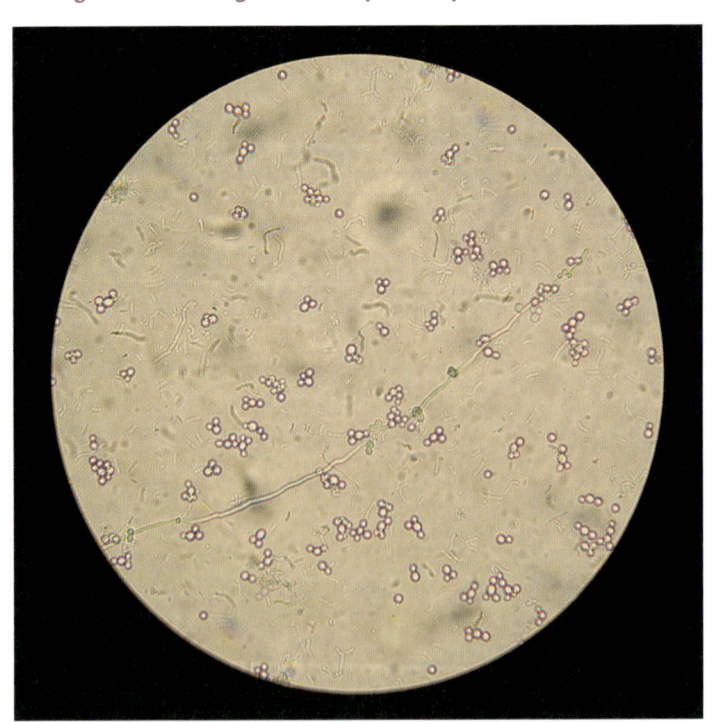

Figura 1.10 – Tubo germinativo positivo para *Candida albicans*

Na presença do tubo germinativo negativo, recomenda-se realizar o microcultivo em lâmina para verificar a presença de hifas. Utiliza-se para um segundo isolamento um ágar não seletivo que pode ser tanto o ágar fubá quanto o ágar batata, ricos em nutrientes para favorecer o crescimento. Nessa técnica, utiliza-se uma lâmina de vidro com um bloco de ágar onde a colônia deve ser semeada e coberta por uma lamínula, depositada em uma placa de Petri, forrada com papel-filtro, levemente umidificada e então levada para incubação em uma temperatura de 30 ºC por 10 dias. Assim que houver o crescimento, a lamínula deve ser retirada e visualizada em microscópio para verificar a presença de hifas ou blastoconídeos. De acordo com a estrutura observada, novas provas devem ser realizadas para seguir com a identificação, como urease, assimilação de fontes de carbono e nitrogênio e fermentação de açúcar.

Os fungos filamentosos são mais complexos para identificação, porém, devem seguir os mesmos critérios das leveduras relacionados a características macroscópicas da colônia, realização de microcultivo e, se necessário, utilização de testes moleculares.

Assim como acontece com as bactérias, tem-se percebido cada vez mais o aumento da resistência de algumas espécies a antifúngicos. Com isso, a liberação em concentração mínima inibitória (CMI) é recomendada, e as metodologias seguem como nos testes de sensibilidade a antibióticos, como microdiluição, macrodiluição e disco-difusão.

ARREMATANDO AS IDEIAS

Neste capítulo, abordamos a importância da identificação precisa de patógenos em seu contexto clínico para a escolha do tratamento adequado. O isolamento de bactérias e fungos é um passo essencial na microbiologia clínica, pois permite a identificação precisa de patógenos responsáveis por infecções em seres humanos. Esse processo é crucial para o diagnóstico correto, especialmente em ambientes hospitalares, onde a resistência bacteriana é uma preocupação crescente. A identificação adequada dos microrganismos não apenas facilita a escolha do tratamento mais eficaz, mas também ajuda a evitar o uso inadequado de antibióticos, que podem contribuir para o aumento da resistência. Além disso, a detecção de mecanismos de resistência é crucial para o monitoramento e combate à disseminação de microrganismos resistentes. Compreender como as bactérias e os fungos desenvolvem resistência aos antimicrobianos permite que os profissionais de saúde adotem estratégias mais eficazes para controlar infecções e preservar a eficácia dos tratamentos disponíveis.

CAPÍTULO 2

Técnicas analíticas em parasitologia

Você já assistiu a algum episódio da série *Parasitas Assassinos*?

A série, do Discovery Channel, aborda diversas infecções que acometem o organismo humano. Por meio do entretenimento e do drama, entramos em um mundo fascinante e vital que merece nossa atenção: o estudo das parasitoses humanas.

A série classifica uma variedade de agentes como "parasitas mortais". Muitas infecções são causadas por bactérias, vírus e fungos, além dos verdadeiros parasitas, cada um com suas características, modos de transmissão e impactos na saúde humana e pública.

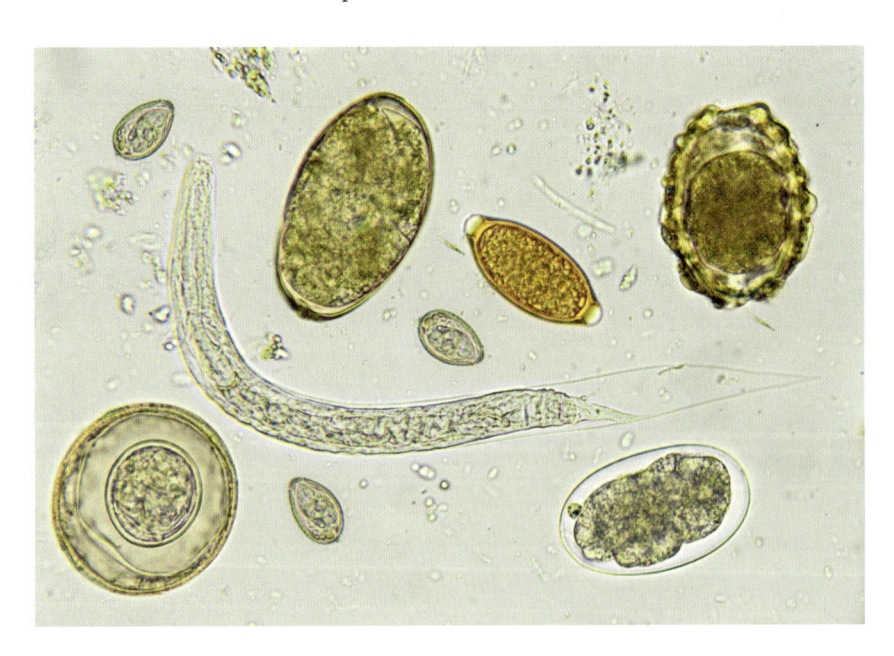

Diversos parasitas em análises de fezes ao microscópio.

Com o estudo das infecções parasitárias, podemos desvendar não apenas os mecanismos de ação dos agentes patogênicos, mas também as respostas do sistema imunológico, os fatores ambientais que contribuem para a disseminação de doenças e, fundamentalmente, as estratégias de prevenção e tratamento.

Ao longo deste capítulo, vamos explorar a diversidade dos parasitas, suas características biológicas, os ciclos de vida que os conectam aos seres humanos e a importância da qualidade da coleta e processamento das amostras que contribuirá para um correto diagnóstico e efetividade dos tratamentos.

CONCEITOS BÁSICOS EM PARASITOLOGIA

Parasitologia é o estudo de parasitas (protozoários, helmintos e artrópodes) e de suas interações com os hospedeiros. Os parasitas são organismos que vivem e se alimentam de outros organismos, os hospedeiros, e essa relação é, por definição, maléfica ao hospedeiro. O homem é hospedeiro de diferentes parasitas; compreender os tipos, o ciclo de vida, o mecanismo de transmissão, o diagnóstico e o tratamento dos parasitas que acometem o homem é salutar para a intervenção a favor da saúde humana.

São diversas as condições que colocam o ser humano como hospedeiro dos parasitas, como a ingestão de alimentos contaminados quando crus ou malcozidos, picadas de insetos e contato sexual.

As relações de parasitismo com o hospedeiro podem ocorrer de maneira oportunista, obrigatória ou facultativa. No parasitismo oportunista, o parasita só consegue parasitar o organismo se este estiver com o sistema imunológico debilitado, causando doenças específicas; em organismos saudáveis, esses parasitas não causam doença. No obrigatório, o parasita não consegue viver sem o organismo hospedeiro, pois este realiza seus ciclos de vida. Já os parasitas facultativos são capazes de se desenvolver tanto parasitando um organismo como livremente no ambiente.

Os hospedeiros classificam-se como hospedeiro definitivo, aquele em que o parasita realiza reprodução sexuada, e intermediário, aquele em que a reprodução é assexuada.

O estudo do ciclo de vida do parasita é essencial para a compreensão de sua transmissão, patogênese e controle. Ao entender como um parasita se desenvolve, se reproduz e interage com seus hospedeiros (intermediários ou definitivos), os cientistas podem identificar os pontos fracos a serem explorados para interromper o ciclo e prevenir a propagação da doença. Por exemplo, no caso da malária, o conhecimento do ciclo de vida do parasita *Plasmodium spp.* (figura 2.1) permitiu o desenvolvimento de estratégias de controle direcionadas para os mosquitos vetores, como o uso de inseticidas e mosquiteiros tratados com inseticidas. Além disso, a compreensão das diferentes fases de desenvolvimento do parasita dentro do hospedeiro humano contribui para o diagnóstico e tratamento eficazes da doença.

Figura 2.1 – Ciclo de vida *Plasmodium spp.*

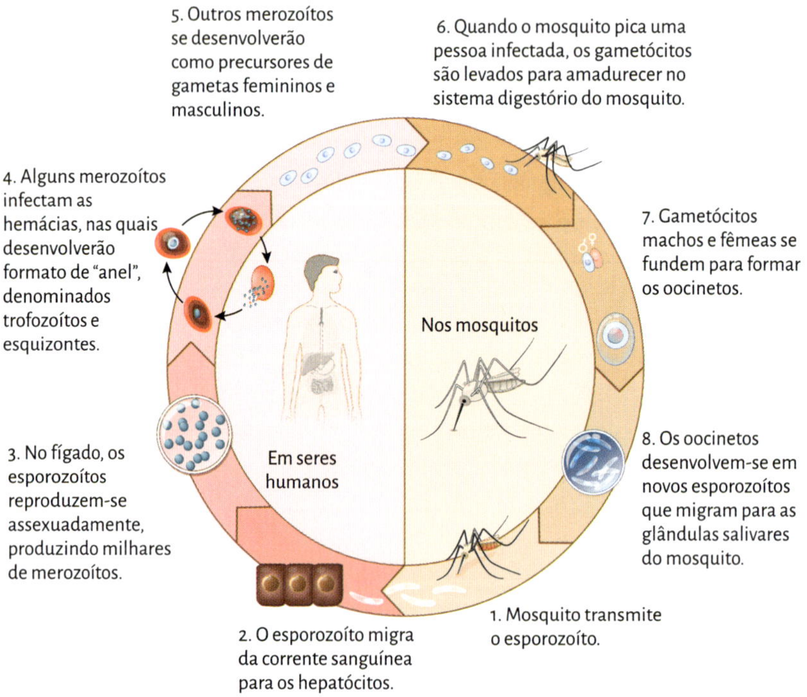

5. Outros merozoítos se desenvolverão como precursores de gametas femininos e masculinos.

6. Quando o mosquito pica uma pessoa infectada, os gametócitos são levados para amadurecer no sistema digestório do mosquito.

4. Alguns merozoítos infectam as hemácias, nas quais desenvolverão formato de "anel", denominados trofozoítos e esquizontes.

7. Gametócitos machos e fêmeas se fundem para formar os oocinetos.

Nos mosquitos

3. No fígado, os esporozoítos reproduzem-se assexuadamente, produzindo milhares de merozoítos.

Em seres humanos

8. Os oocinetos desenvolvem-se em novos esporozoítos que migram para as glândulas salivares do mosquito.

2. O esporozoíto migra da corrente sanguínea para os hepatócitos.

1. Mosquito transmite o esporozoíto.

O ciclo de vida de um parasita é constituído pelas várias etapas de desenvolvimento que ele atravessa, desde a infecção inicial até a produção de formas infectantes para novos hospedeiros, e pode envolver apenas um hospedeiro ou múltiplos, com diferentes fases de desenvolvimento. A reprodução de um parasita pode ser de forma assexuada, sexuada ou ambas (Benesh, 2016).

O ciclo de vida se inicia quando o parasita entra em contato com o hospedeiro inicial. Isso pode ocorrer por várias vias, como o contato direto com um hospedeiro contaminado, pela ingestão de alimentos ou água contaminados ou picadas de vetores (Benesh, 2016).

A classificação dos parasitas é importante para compreender aspectos como:

- Identificação e diagnóstico: a classificação ajuda profissionais de saúde a identificar corretamente os parasitas que causam doenças, permitindo um diagnóstico preciso e tratamento adequado.

- Tratamento e prevenção: diferentes parasitas podem exigir diferentes abordagens de tratamento e prevenção. Compreender as classes e as características dos parasitas permite a escolha das terapias mais eficazes.

- Estudos epidemiológicos: a classificação dos parasitas contribui para a pesquisa epidemiológica, permitindo o rastreamento de surtos, a compreensão da distribuição geográfica e os fatores de risco associados.

- Educação e conscientização: a divulgação de informações sobre parasitas e suas classificações ajuda na conscientização pública, promovendo melhores práticas de saúde e prevenção de infecções.

- Avanços científicos: o conhecimento da taxonomia dos parasitas é fundamental para a pesquisa científica, facilitando estudos sobre a biologia dos organismos, suas interações com hospedeiros e o desenvolvimento de novas terapias.

- Impacto na saúde pública: compreender a diversidade e a classificação de parasitas pode ajudar na formulação de políticas de saúde pública e estratégias de controle, especialmente em áreas endêmicas.

Enquanto organismos vivos, classificamos os parasitas quanto ao seu filo; essa classificação contribui especialmente para conhecer como seu desenvolvimento, reprodução e combate se desenvolvem. Os parasitas que estudaremos neste capítulo são os classificados em protozoários, helmintos e artrópodes.

Os **protozoários** (Protozoa) são organismos, geralmente microrganismos, eucariontes e unicelulares presentes em meio aquático e terrestre. Eles podem infectar o hospedeiro de forma intracelular ou extracelular, apresentar cílios e flagelos para a locomoção, além de utilizar pseudópodes ou capacidade de deslizar. Alguns protozoários de interesse médico são: *Plasmodium spp.*, *Toxoplasma gondii*, *Leishmania spp.*, *Entamoeba histolytica*.

Popularmente conhecidos como vermes, os **helmintos** incluem: platelmintos (vermes achatados), nematelmintos (vermes redondos) e acantocéfalos (vermes arredondados, com pseudossegmentação e apresentando uma probóscida armada de ganchos). Os principais nematelmintos são o *Ascaris lumbricoides* (lombriga) e *Ancylostoma duodenale* (ancilostomíase), e os principais platelmintos incluem o *Schistosoma mansoni* (esquistossomose) e *Taenia solium* (tênia do porco).

Durante a análise de materiais biológicos, podemos encontrar várias formas de vida de parasitas. Os cistos são estruturas de resistência formadas por alguns parasitas, permitindo que espécies como *Entamoeba histolytica* e *Giardia lamblia* sobrevivam em condições adversas fora do hospedeiro. Alguns protozoários, como *Toxoplasma gondii*, formam oocistos, que são formas de resistência e dispersão, sendo leves e facilmente transportados pelo ar. O trofozoíto é a forma ativa de vida de certos protozoários, na qual eles absorvem nutrientes do hospedeiro e se reproduzem.

Os ovos são a forma inicial de vida de muitos parasitas, especialmente helmintos. Eles são liberados no ambiente e, após se desenvolverem, tornam-se infectantes. Exemplos incluem os ovos de *Enterobius vermicularis* e *Ascaris lumbricoides*. As larvas eclodem dos ovos e passam por várias mudas até se tornarem adultas. As larvas intermediárias são assexuadas e, ao atingirem a maturidade, tornam-se sexuadas (Neves, 2005).

Nas hemoparasitoses, podemos observar vários estágios de desenvolvimento dos parasitas, como no caso do *Plasmodium*, que se desenvolve em trofozoítos, esquizontes e gametócitos no sangue. Já os tripomastigotas de *Trypanosoma cruzi* se transformam em amastigotas que se multiplicam dentro das células do hospedeiro.

No grupo dos **artrópodes** (Arthropoda, insetos e ácaros), encontramos organismos invertebrados com exoesqueleto quitinoso, corpo segmentado e apêndices articulados. Insetos vetores de doenças estão representados neste grupo, como os mosquitos, vetores da malária (*Anopheles*) e da dengue (*Aedes aegypti*); os carrapatos, vetores da febre maculosa; além das pulgas, piolhos e ácaros.

Os parasitas podem ser classificados em endoparasitas e ectoparasitas, dependendo se vivem dentro ou fora do corpo humano, respectivamente. Os endoparasitas geralmente infectam o organismo pela ingestão de alimentos ou água contaminados, contato com solo infectado ou por meio de vetores, como os mosquitos. Os endoparasitas podem parasitar diversos órgãos e tecidos, como o trato gastrointestinal, o sangue, os músculos e o interior das células. Já os ectoparasitas parasitam a superfície externa do hospedeiro. Eles se alimentam de sangue, pele ou outros tecidos superficiais. Contaminam o hospedeiro por contato direto com outro hospedeiro infectado ou por meio de parasitas depositados no ambiente.

TIPOS DE AMOSTRAS BIOLÓGICAS UTILIZADAS EM PARASITOLOGIA

O exame parasitológico de fezes é uma ferramenta essencial no diagnóstico de infecções parasitárias intestinais. Esse exame permite a detecção de parasitas, seus ovos, larvas e outros elementos patogênicos presentes nas fezes, sendo relevante para a identificação e tratamento adequado de diversas doenças gastrointestinais que podem acometer a população (Gupta; Gupta, 2023).

A parasitologia humana envolve a análise de diferentes tipos de amostras para a detecção e diagnóstico de parasitas. As amostras mais comuns incluem fezes, sangue e urina, cada uma com métodos específicos de coleta e análise.

Amostras de fezes

Os métodos parasitológicos convencionais incluem técnicas a fresco, concentração por formalina-éter, cultura em placa de ágar e técnica de Willis. Esses métodos são amplamente utilizados para a detecção de parasitas intestinais em amostras de fezes (Pandi *et al.*, 2021; Carvalho, *et al.*, 2012; Mekonnen *et al.*, 2013).

Já os métodos moleculares contam com o exame de PCR (reação em cadeia da polimerase) e são usados para a detecção de DNA de parasitas em amostras de fezes, oferecendo maior sensibilidade e especificidade em comparação a métodos parasitológicos tradicionais (Carvalho *et al.*, 2012; Autier; Gangneus; Robert-Gangneus, 2021; Laude *et al.*, 2016).

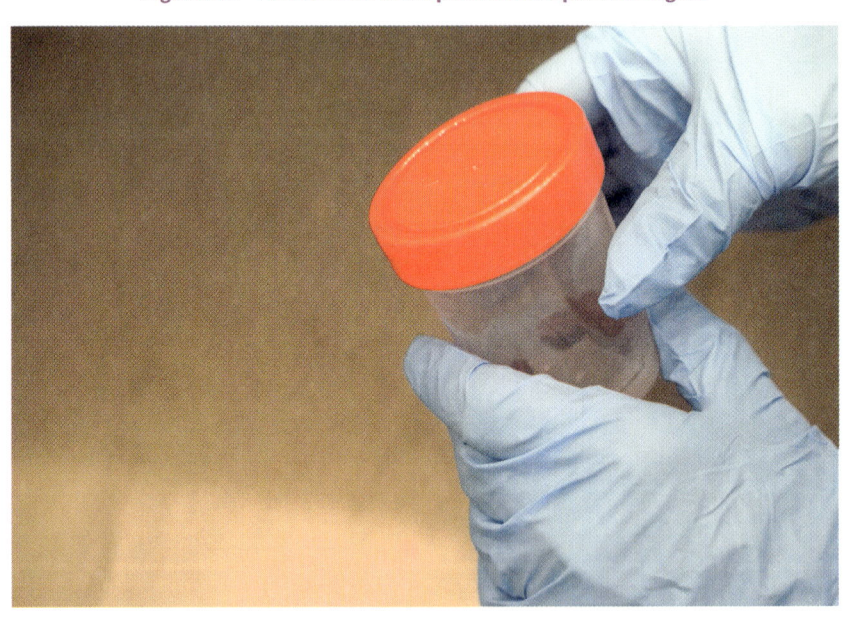

Figura 2.2 – Amostra de fezes para análise parasitológica

Atualmente os laboratórios contam também com os métodos que utilizam sistemas automatizados para a detecção de parasitas em amostras de fezes, proporcionando um diagnóstico rápido e preciso (Fernández-Rivas *et al.*, 2021).

A partir dessas amostras, é viável identificar não apenas parasitas, como helmintos e protozoários, mas também outros agentes patogênicos, incluindo bactérias e vírus, além da presença de muco, sangue, pus e lipídios em excesso.

As fezes constituem o resíduo de nutrientes que não foram assimilados pelo organismo durante a passagem pelo trato gastrointestinal, e a eficácia dessa absorção influencia diretamente a consistência e a coloração das fezes. Assim, o aspecto das fezes é um elemento fundamental na avaliação clínica de um paciente.

Amostras de sangue

Os métodos usados para a detecção de parasitas no sangue contam principalmente com a microscopia, na qual é possível observar o *Plasmodium spp.* (causador da malária), o *Trypanosoma cruzi* (responsável pela doença de Chagas), *Schistosoma mansoni* (parasita causador da esquistossomose), *Babesia spp.* (conhecido por causar a doença do carrapato) e *Leishmania spp.* (causador das leishmanioses cutânea e visceral). Para esses parasitas, o diagnóstico é frequentemente realizado por meio de exames microscópicos de extensões sanguíneas.

Os métodos moleculares, como o já citado PCR, também são utilizados para a detecção de parasitas no sangue, oferecendo uma alternativa mais sensível e específica em comparação à microscopia.

Amostras de urina e de secreção genital

A detecção de parasitas em amostras de urina e de secreções genitais (vaginal ou peniana) é menos comum, mas pode ser realizada por meio de exames microscópicos e culturas. O *Trichomonas vaginalis* é um parasita frequentemente encontrado nessas amostras, especialmente em mulheres. Esse parasita é conhecido por causar infecções genitais purulentas, mas também pode ser detectado em exames de rotina de urina (figura 2.3).

Figura 2.3 – *Trichomonas vaginalis* em (a) sedimento urinário e (b) em amostra cérvico-vaginal corada por Papanicolau

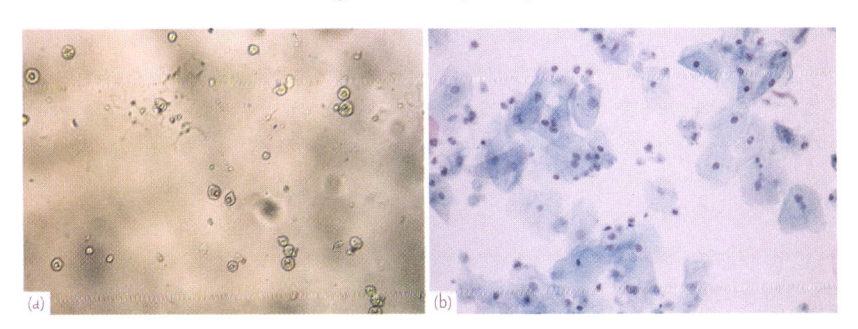

PARASITAS DE INTERESSE MÉDICO

Os parasitas de maior relevância médica abrangem tanto endoparasitas, como protozoários e helmintos, quanto ectoparasitas, como piolhos e ácaros. Neste livro, focaremos especificamente os endoparasitas, destacando os protozoários e helmintos. Esses parasitas são responsáveis por uma ampla gama de doenças, muitas das quais podem ser graves, e exigem diagnósticos precisos e tratamentos adequados para seu controle e eliminação (Brasil, 2020).

Entre os protozoários de maior relevância médica estão o *Plasmodium spp.* (figura 2.4), causador da malária, o *Entamoeba histolytica* (figura 2.5), responsável pela amebíase, e a *Giardia lamblia*, que provoca a giardíase. Esses parasitas são frequentemente transmitidos por meio de água ou alimentos contaminados ou por vetores como mosquitos (Brasil, 2020).

Figura 2.4 – Morfologia dos estágios do *Plasmodium spp.* em extensão sanguínea

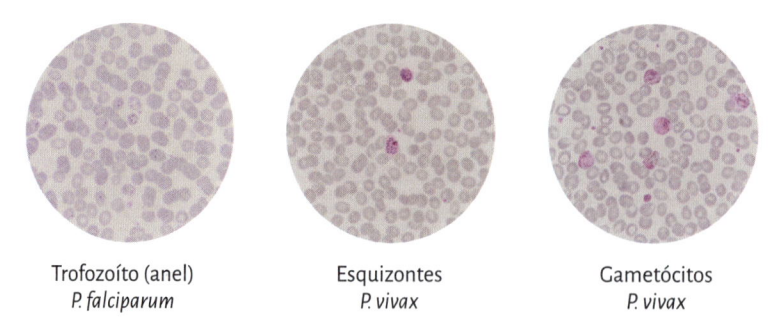

Trofozoíto (anel)
P. falciparum

Esquizontes
P. vivax

Gametócitos
P. vivax

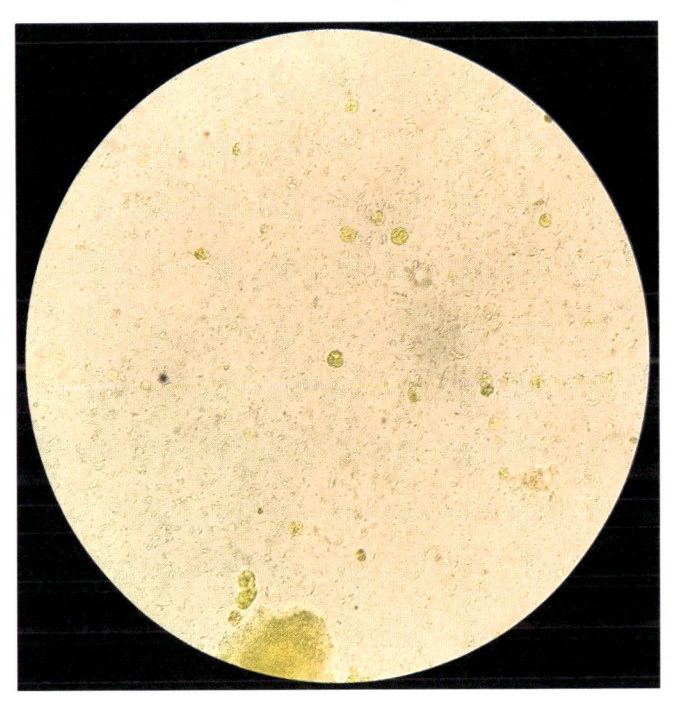

Figura 2.5 – Visão microscópica de amostra de fezes com cisto de *Entamoeba histolytica*

Já entre os helmintos de maior importância médica estão o *Ascaris lumbricoides* (figura 2.6), causador da ascaridíase, o *Schistosoma spp.*, responsável pela esquistossomose, e a *Taenia solium* (figura 2.7), que provoca a teníase e a cisticercose. Esses parasitas podem ser transmitidos por meio de solo contaminado, alimentos crus ou malcozidos ou contato direto com água contaminada (Brasil, 2020).

Figura 2.6 – Ovo de *Ascaris lumbricoides* ("lombriga") em amostra de fezes

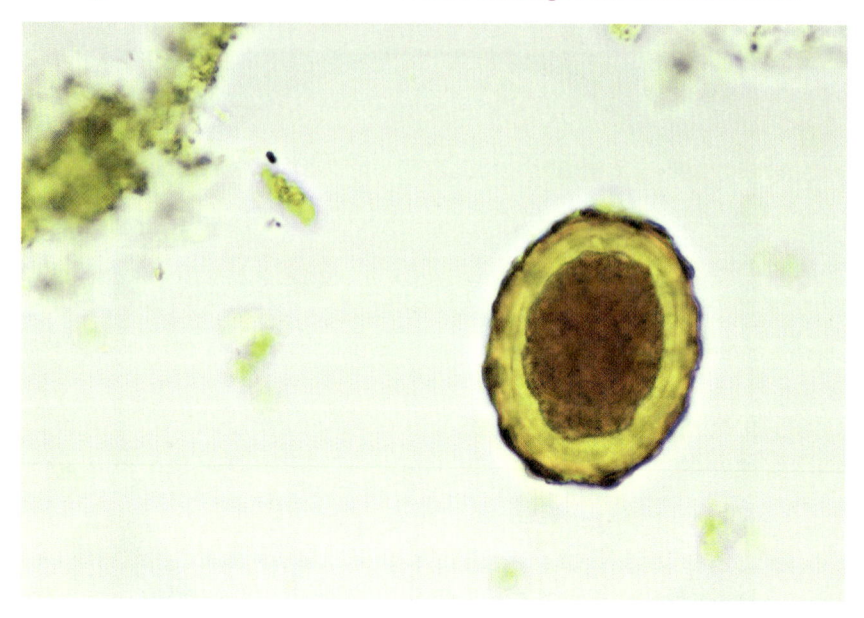

Figura 2.7 – Ovo de *Taenia spp.* em amostra de fezes
(visão ao microscópio, aumento 400×)

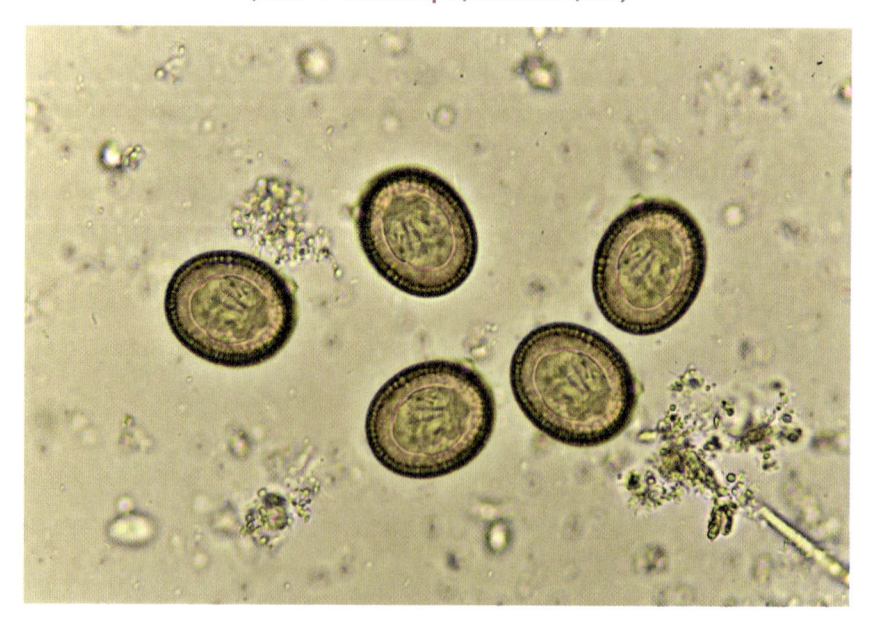

A literatura científica destaca a importância de estratégias de intervenção coletiva e comunitária para o controle dessas parasitoses. Estudos epidemiológicos são fundamentais para entender a distribuição e a prevalência dessas infecções, permitindo o desenvolvimento de programas de saúde pública eficazes.

Observe, na figura 2.8, que os parasitas apresentam diferentes morfologias em seus ovos. Esse estudo permite a classificação e a identificação de cada um deles, direcionando a um correto diagnóstico e um tratamento eficaz.

Figura 2.8 – Diferenças morfológicas em ovos de *Trichuris trichiura*

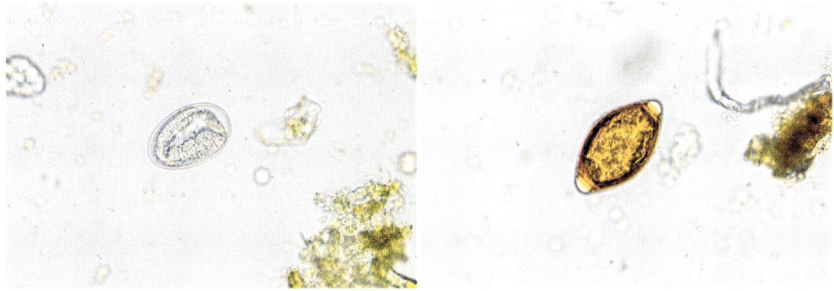

TÉCNICAS DE PREPARO DE MATERIAIS

Coleta de fezes para análise

Para garantir a precisão da análise de fezes, a coleta adequada é fundamental. O processo envolve cuidados importantes para a preservação da qualidade da amostra que resultará em um exame com resultado confiável.

O paciente deve obter as fezes em um local limpo e seco, como um vaso sanitário ou penico, para evitar a contaminação das fezes com urina ou água do vaso sanitário. Os meios de proteção do vaso sanitário podem ser utilizados. As fezes obtidas devem ser acondicionadas em um frasco limpo, de boca larga, com tampa de rosca, fornecido pelo laboratório, se possível. Utilize papel limpo para coletar as fezes e transferi-las para o frasco, utilizando uma espátula fornecida junto com o frasco ou uma colher plástica descartável.

É importante orientar o paciente sobre a quantidade adequada de amostra, não sendo necessário encher completamente o frasco. Pode-se coletar aproximadamente 20 g a 30 g de fezes, o equivalente a uma colher de sobremesa ou a pazinha que acompanha o frasco.

Para garantir a correta identificação da amostra coletada, é essencial que o frasco seja devidamente rotulado com o nome completo do paciente, idade, número de identificação do laboratório, horário exato da coleta e o horário de chegada ao laboratório. Para detecção de parasitas, não há necessidade de jejum ou de seguir uma dieta especial antes da coleta da amostra, a menos que haja uma solicitação expressa do médico solicitante indicando exames específicos de pesquisa de sangue oculto nas fezes, por exemplo.

Por fim, é importante observar que amostras que contenham menos de 1 g ou que tenham sido coletadas há mais de 24 horas serão rejeitadas. Nesses casos, será necessário realizar uma nova coleta para garantir a qualidade e a precisão dos resultados dos exames.

Coleta e preparo de sangue para análise

O procedimento de coleta de sangue para exames parasitológicos segue as normativas da coleta de sangue para outros exames em análises clínicas. Existem dois métodos principais para a coleta de sangue: a gota espessa e o esfregaço delgado.

- Gota espessa: este método é amplamente utilizado para o diagnóstico de malária e é considerado o padrão-ouro em razão de sua alta sensibilidade. Para realizar a coleta, uma gota de sangue é depositada em uma lâmina de vidro e espalhada para formar uma camada espessa. Após a secagem, a lâmina é corada com corantes específicos, como o Giemsa, que permite a visualização dos parasitas sob o microscópio. A gota espessa concentra uma maior quantidade de sangue em uma área menor, aumentando a probabilidade de detecção de parasitas, mesmo em casos de baixa parasitemia.

- Esfregaço delgado: este método é utilizado para a identificação e diferenciação morfológica dos parasitas. Uma pequena quantidade de sangue é espalhada em uma lâmina para formar uma camada fina. Após a secagem, a lâmina é fixada com metanol e corada com Giemsa ou outro corante derivado de Romanowsky. O esfregaço delgado permite a observação detalhada da morfologia dos parasitas, sendo útil para a identificação específica das espécies.

Coleta e preparo de urina para análise

A coleta de urina para detecção de parasitas (figura 2.9) é semelhante à que será vista no capítulo 3 deste livro. Uma coleta de qualidade é essencial para a detecção de parasitas que podem estar presentes no trato urinário, como *Schistosoma haematobium*, responsável pela esquistossomose urinária. Antes da coleta, o paciente deve ser orientado sobre a importância da higiene adequada da região genital para evitar contaminação da amostra. É recomendado que o paciente utilize água e sabão para a limpeza, secando bem a área antes da coleta.

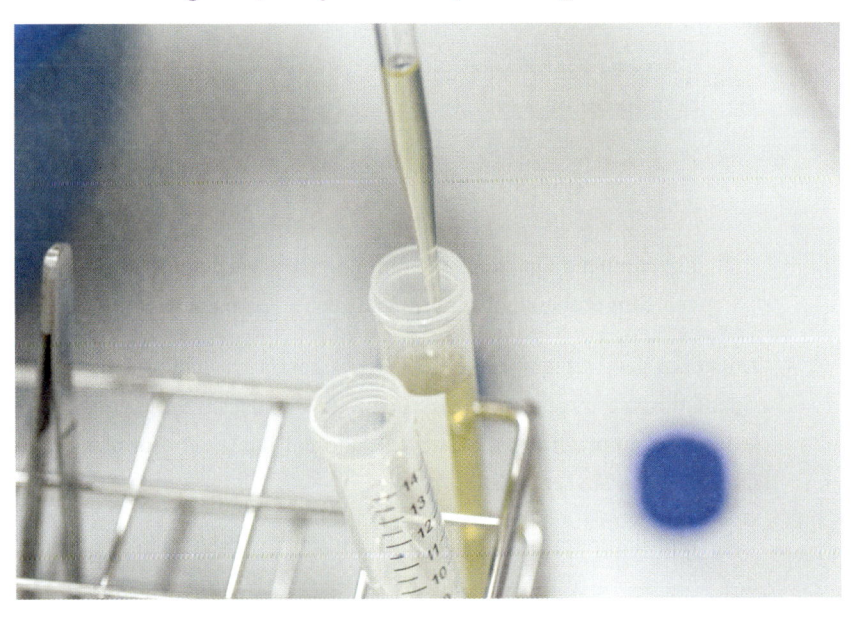

Figura 2.9 – Etapa de análise parasitológica da urina

Para a análise, a urina será processada e examinada microscopicamente para a detecção de ovos, larvas ou formas adultas de parasitas. Técnicas como a filtração e a centrifugação podem ser utilizadas para concentrar os parasitas, facilitando sua visualização.

Armazenamento e transporte

O profissional, ao enviar a amostra do paciente, deve se certificar de que ela esteja acompanhada da solicitação médica e que sejam seguidas as orientações da RDC nº 504/2021 da Anvisa, que dispõe sobre o transporte de materiais biológicos (Brasil, 2021). Esse documento define categorias de risco biológico, detalha procedimentos de embalagem e acondicionamento, estabelece responsabilidades para remetentes, transportadores e destinatários, e determina normas de rotulagem e biossegurança. A resolução visa garantir a segurança e minimizar riscos sanitários durante o transporte, revogando regulamentações anteriores, além de estabelecer penalidades para o não cumprimento.

O material biológico é classificado de acordo com o risco que representa, utilizando o diagrama de classificação de risco da Anvisa (Brasil, 2021). As categorias principais são:

- Categoria A: materiais infecciosos que podem causar incapacidade permanente ou morte.
- Categoria B: materiais infecciosos que não se enquadram na categoria A.
- Espécime humana de risco mínimo: materiais de indivíduos saudáveis com probabilidade mínima de conter patógenos.

O material deve ser embalado de modo a garantir a segurança e a integridade durante o transporte. O sistema de embalagem varia conforme a classificação do material e deve ser validado por um supervisor técnico. As embalagens devem ser constituídas de:

- Embalagem primária: a que está em contato direto com o material.
- Embalagem secundária: a intermediária, entre a primária e a terciária.
- Embalagem terciária: a externa, para proteção da carga.

As embalagens devem ser rotuladas com informações claras sobre o remetente, destinatário, tipo de material, advertências e contatos para emergências. A rotulagem deve estar em português, mas o inglês é permitido em casos de importação. O transporte deve seguir normas de biossegurança a fim de proteger os envolvidos e o meio ambiente. Os profissionais envolvidos no transporte devem ter acesso a equipamentos de proteção individual (EPIs), equipamentos de proteção coletiva (EPCs) e treinamento para situações de emergência. A vacinação dos profissionais em risco de exposição direta é obrigatória.

Quando a coleta de fezes é feita no domicílio, o paciente deve levar a amostra ao laboratório imediatamente após a coleta. Na impossibilidade de entrega imediata, elas devem ser armazenadas em geladeira (5 °C a 10 °C) por, no máximo, 24 horas, mantendo a amostra em local fresco e sem luz incidente durante o transporte.

No capítulo 3, "Técnicas analíticas em urinálise", apresentamos como as amostras de urina devem ser armazenadas e transportadas. Já no caso das amostras de sangue, elas devem seguir as diretrizes dos procedimentos-padrão operacionais do serviço de saúde.

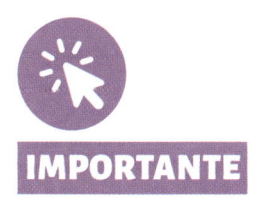

IMPORTANTE

Quando o laboratório lauda o exame parasitológico de fezes (EPF), é importante mencionar todos os parasitas encontrados na amostra analisada, mesmo aqueles que não causam doenças em seres humanos. Deve-se descrever cada parasita pelo seu nome científico e a forma observada (ovo, cisto, trofozoíto, oocisto ou verme adulto). Além disso, o laudo deve incluir os métodos utilizados durante as análises, a consistência das fezes e o número de amostras examinadas.

```
Laudo de exame parasitológico de fezes

Nome do paciente: _____

Idade: _____ Sexo: _____

Número de identificação do paciente: _____

Nome do solicitante: _____

Data do processamento da amostra: ___/___/___

Consistência das fezes: _____

Método empregado: _____

Resultado: _____

Observação: _____


Assinatura do responsável: _____
```

Exemplo de um laudo de exame parasitológico de fezes.

MÉTODOS DE ANÁLISE DE FEZES

Neste capítulo, focaremos a análise de fezes, o principal meio para diagnosticar parasitas intestinais. O exame parasitológico de fezes (EPF) é utilizado para diagnosticar parasitas intestinais por meio da busca de diferentes formas parasitárias que são eliminadas nas fezes. A primeira análise a ser realizada é o exame macroscópico, que verifica a consistência das fezes, o odor e a presença de elementos anormais, como muco ou sangue, além de vermes adultos ou partes deles.

Na sequência, o exame microscópico é realizado, permitindo (caso existam) ver ovos ou larvas de helmintos, cistos, trofozoítos ou oocistos de protozoários. Esse exame pode ser quantitativo ou qualitativo. Os métodos quantitativos envolvem contar os ovos nas fezes, o que ajuda a avaliar a intensidade do parasitismo. No entanto, esses métodos são pouco utilizados, pois a dosagem dos medicamentos antiparasitários é baseada no peso corporal do paciente, e não na carga parasitária. Já os métodos qualitativos são os mais comuns, mostram a presença das formas parasitárias, mas não as quantificam. A seguir serão descritos os métodos analíticos mais utilizados e suas especificidades.

Exame direto a fresco

Apresenta baixa sensibilidade, sendo aconselhável examinar ao menos 3 lâminas e ser complementado por métodos de concentração. Permite a identificação de trofozoítos de protozoários em fezes diarreicas recém-obtidas (30 minutos após evacuação).

Para a execução da análise de fezes a fresco, coloque duas ou três gotas de solução fisiológica em uma lâmina (figura 2.10), transfira, com o auxílio de um palito, uma pequena porção de fezes (atente-se para garantir a transferência de vários pontos da amostra), espalhe pela lâmina as fezes com solução salina e uma gota de lugol (utilizado como corante para destacar estruturas celulares), fazendo um esfregaço, e coloque uma lamínula sob o esfregaço (opcional). A lâmina é analisada na objetiva de 10× e/ou 40× em busca da identificação de cistos de protozoários e larvas de helmintos.

Figura 2.10 – Exame direto a fresco sem e com lamínula

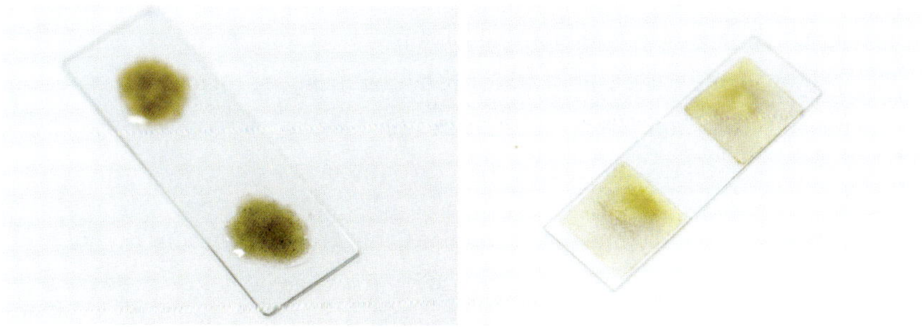

Sedimentação espontânea – método de Hoffman

É indicado para a identificação de cistos de protozoários e larvas de helmintos. Neste método, coloque cerca de 2 g de fezes em um recipiente com 5 mL de água, misture com um bastão de vidro ou palito de madeira, acrescente mais 20 mL de água.

Essa suspensão é filtrada, com auxílio de uma gaze dobrada em quatro, para um cálice cônico (figura 2.11). Os detritos retirados são lavados com mais

20 mL de água; complete o volume do cálice com água e deixe em repouso por no mínimo 2 horas ou até 24 horas.

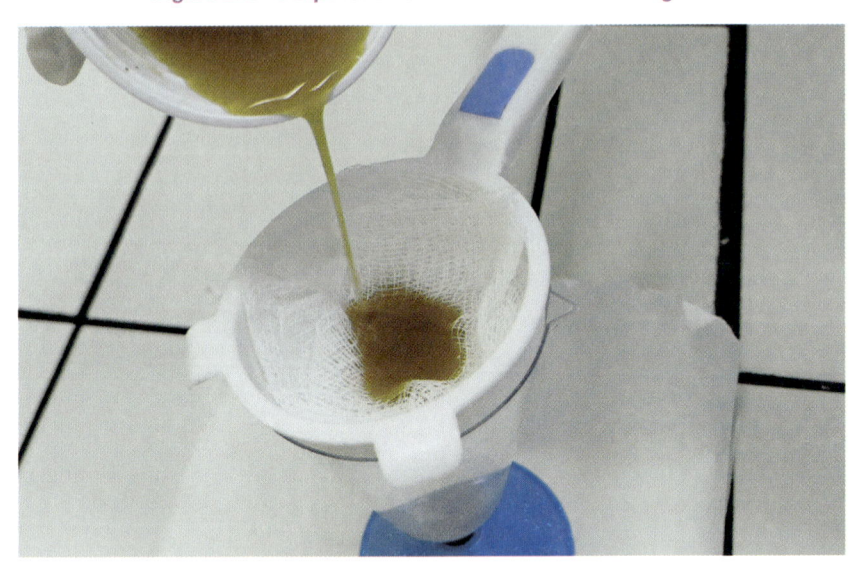

Figura 2.11 – Suspensão de fezes sendo filtrada em gaze

Após o tempo de sedimentação, se o sobrenadante estiver límpido, colete uma amostra do sedimento para realizar a leitura por microscopia. Se o sobrenadante estiver turvo, descarte o sobrenadante sem levantar ou perder o sedimento, complete o cálice com água e deixe em repouso por mais 60 minutos antes de coletar a amostra do sedimento.

Para isso, coloque uma pipeta tampada com o dedo indicador no fundo do cálice. Quando a ponta da pipeta estiver no sedimento, solte o dedo para que uma porção do sedimento suba pela pipeta, e volte a tampá-la. Para esse processo, é possível utilizar pipetas de Pasteur ou canudo plástico descartável.

Coloque o sedimento em uma lâmina, core com lugol e observe pelo menos duas lâminas de cada amostra nas objetivas de 10× e/ou 40×.

Centrífugo-flutuação em sulfeto de zinco – método de Faust

Esta preparação concentra cisto e alguns oocistos de protozoários e ovos leves de helmintos. Para o preparo desse teste, misture 20 mL de água a

10 g de fezes, homogeneíze e filtre em gaze dobrada em quatro. O produto é centrifugado em tubo de fundo cônico por 1 minuto a 2.500 rpm. Despreze o sobrenadante, ressuspenda o sedimento em água e centrifugue – esses passos devem ser repetidos até que o sobrenadante fique claro. O sedimento final deve ser ressuspenso em solução de sulfato de iodo a 33%. Centrifugue o tubo novamente por 1 minuto a 2.500 rpm; será possível observar a formação de uma película superficial onde se encontram cistos, oocistos e ovos. Recolha essa película com o auxílio de uma alça de platina, coloque em uma lâmina junto com uma gota de lugol, coberta por uma lamínula, e observe por microscopia em objetiva de 10× e/ou 40×.

Flutuação pelo método de Willis

Com esta preparação, o objetivo é que ovos de helmintos flutuem ao entrarem em contato com solução salina. Coloque 10 g de fezes em um recipiente para ser diluído em solução salina saturada (solução saturada de cloreto de sódio). Coloque a solução até a borda do frasco e uma lâmina em contato com o líquido, deixe em repouso por 5 minutos, retire rapidamente a lâmina, vertendo a parte molhada para cima, e observe em microscópio na objetiva de 10× e/ou 40× (figura 2.12).

Figura 2.12 – Lâmina de vidro em contato com suspensão de fezes: método de Willis

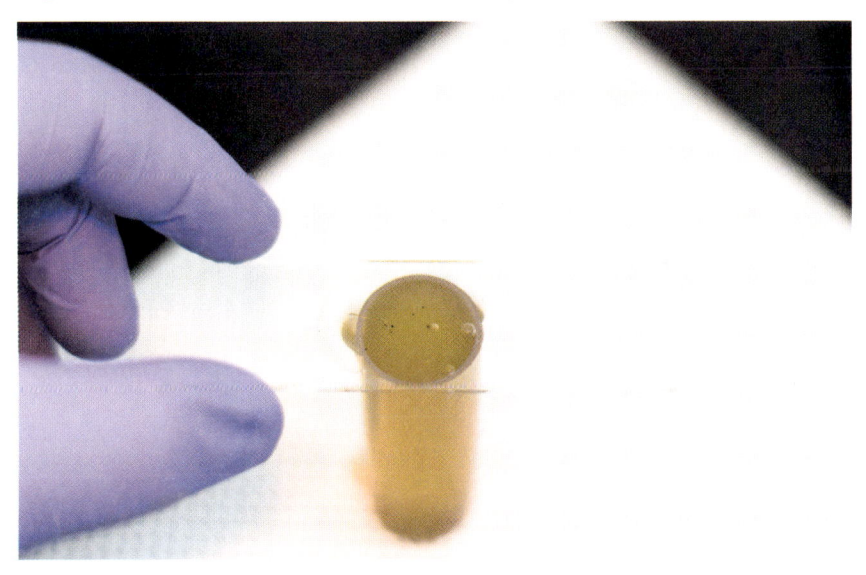

Hidrotropismo positivo – método de Rugai

Baseia-se no hidrotropismo das larvas de nematelmintos a temperatura entre 40 ºC e 45 ºC. Embrulhe uma porção das fezes em gazes dobradas em quatro partes, coloque o material em um cálice de sedimentação com água aquecida a 45 ºC e mantenha em repouso por 1 hora. Colete o sedimento formado com o auxílio de uma pipeta, coloque na lâmina, core com lugol e observe em microscopia de 10× e/ou 40×.

Meio com preparador e conservante de fezes à base de formalina

Existem meios com substâncias para preparar e conservar as amostras de fezes. Esses meios são modificações do método de Ritchie, que consiste em uma técnica de exame parasitológico de fezes que combina centrifugação e sedimentação para detectar ovos e larvas de helmintos, cistos e oocistos de protozoários. O método utiliza fezes consistentes, pastosas, semipastosas e até líquidas, analisando aproximadamente 140 mg de fezes por teste (Mendes *et al.*, 2005).

A amostra para esse procedimento pode ser obtida de qualquer evacuação, evitando o uso de laxantes para a realização do exame. É importante que a amostra não entre em contato com a urina ou a água do vaso sanitário. Caso haja presença de sangue, muco ou pus, estes devem ser incluídos na amostra para análise. Parasitas visíveis devem ser separados em outro frasco. O frasco deve ser aberto com cuidado para não derramar o líquido interno e, com a pazinha, colhe-se a amostra de fezes preenchendo o coletor. Deve-se fechar bem o frasco e misturar o líquido até dissolver a amostra. O frasco deve ser levado ao laboratório de forma segura, mantendo-o sempre em pé. É importante evitar contato direto com o líquido do frasco, mas, caso ocorra, lavar bem em água corrente. Em caso de ingestão acidental, beber bastante água e induzir vômito. Não é necessário conservar a amostra em geladeira (Brasil, 2016).

Primeiramente, o material fecal é diluído em formol a 10%. Em seguida, utiliza-se acetato de etila para o desengorduramento da amostra, descartando-se a camada sobrenadante de detritos. Após essa etapa, o material é submetido a ciclos de centrifugação e sedimentação, concentrando os parasitas no sedimento. Por fim, o sedimento é analisado microscopicamente para a detecção de ovos e larvas de helmintos, cistos e oocistos de protozoários. É importante salientar que, apesar da quantidade de fezes utilizada ser ligeiramente maior que a do método de Kato-Katz (129 mg), a técnica pode apresentar menor sensibilidade, especialmente em casos de baixa carga parasitária, em razão de possível perda de material durante o processo (Mendes *et al.*, 2005).

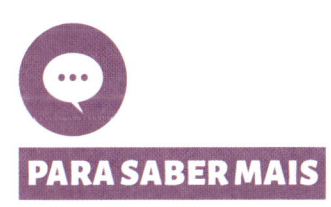

PARA SABER MAIS

Pesquisa de sangue oculto nas fezes

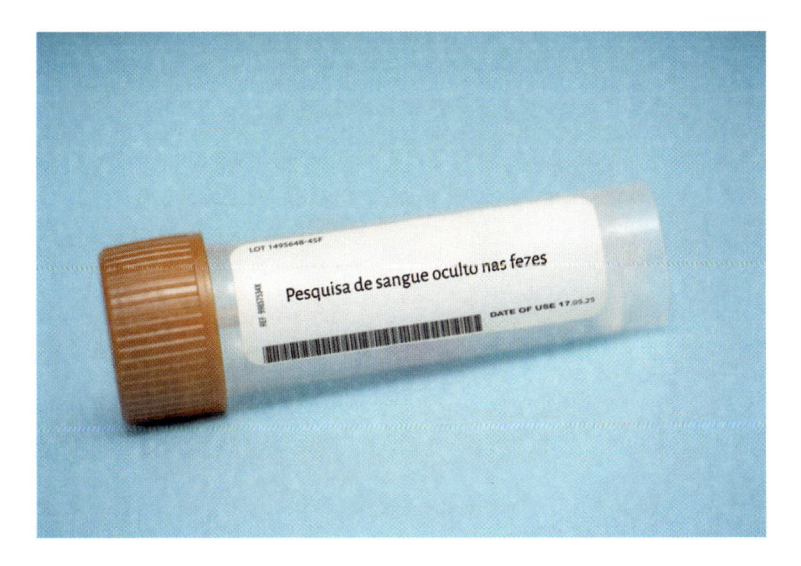

Material para pesquisa de sangue oculto nas fezes.

É muito comum que o exame de pesquisa de sangue oculto nas fezes (PSOF) acompanhe a solicitação de exames parasitológicos. O PSOF é um método amplamente utilizado para a detecção precoce de doenças gastrointestinais, especialmente o câncer colorretal. Esse exame é valorizado por seu baixo custo e caráter não invasivo, sendo recomendado para populações de baixo risco a partir dos 50 anos. A metodologia tradicionalmente empregada é a colorimétrica, que requer uma preparação dietética prévia (com restrição de alguns alimentos específicos), mas, recentemente, métodos imunológicos com anticorpos monoclonais específicos para hemoglobina humana têm sido incorporados, aumentando a sensibilidade e a especificidade do teste. Estudos demonstram que o rastreamento com PSOF pode reduzir o risco relativo de morte por câncer colorretal em até 15%. Apesar de suas limitações, como a possibilidade de resultados falso-positivos e falso-negativos, o PSOF continua sendo uma ferramenta valiosa na prevenção e diagnóstico precoce de neoplasias colorretais (Altenburg; Biondo-Simões; Santiago, 2007; Smith *et al.*, 2018; Lee; Pourmorady; Laine, 2020).

ARREMATANDO AS IDEIAS

Neste capítulo, exploramos um caminho essencial para compreender as parasitoses humanas, desde a conceituação básica até a importância de um diagnóstico preciso. Abordamos a diversidade dos parasitas, seus ciclos de vida, mecanismos de transmissão e, principalmente, a necessidade de técnicas eficazes de coleta e processamento de amostras para um diagnóstico confiável.

Você conheceu os principais tipos de amostras biológicas utilizadas em parasitologia, como fezes, sangue, urina e secreção genital. Reiteramos a importância da qualidade na coleta e no processamento dessas amostras, fornecendo instruções detalhadas para a coleta de fezes e sangue, incluindo a descrição dos métodos de gota espessa e esfregaço delgado.

Por fim, descrevemos os métodos de análise parasitológica, com ênfase nos métodos qualitativos que visam identificar a presença de formas parasitárias nas amostras. Destacamos a relação entre os resultados das análises parasitológicas e os indicadores de saneamento básico de uma população, evidenciando que a transmissão de vários parasitas ocorre por meio de água contaminada por fezes humanas, sublinhando a importância do saneamento básico.

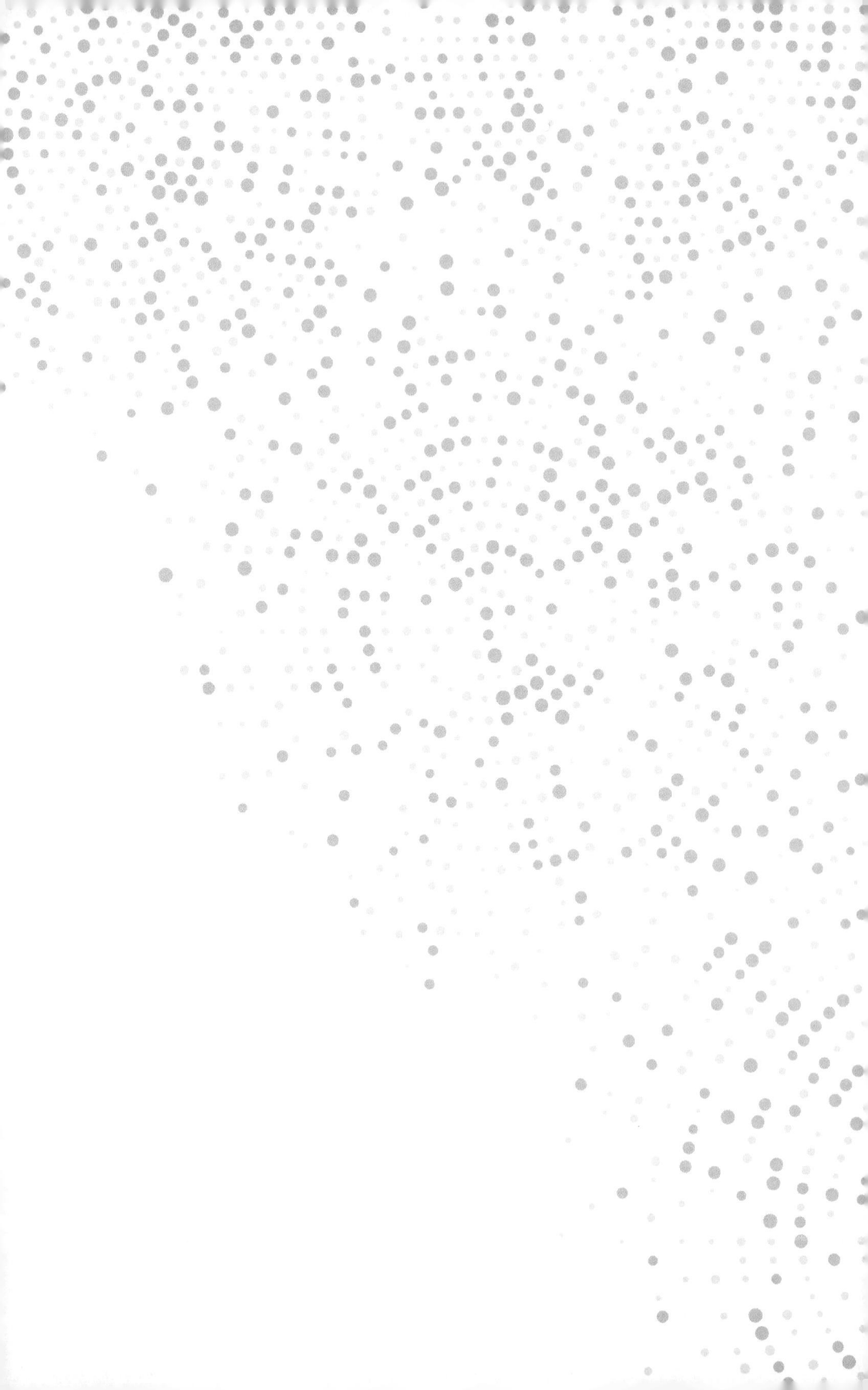

CAPÍTULO 3

Técnicas analíticas em urinálise

Você sabia que o exame de urina é a análise laboratorial mais antiga que se tem registros?

Há registros de médicos sumérios e babilônios analisando urina em placas de argila datadas de 4.000 a.C. Registros também mostram que hindus, ao analisar a urina de pacientes, observaram que algumas amostras apresentavam sabor adocicado e atraía formigas, relacionando esse achado a diabetes (Neufeld, 2022).

No século XVI, a análise de amostras de urina se torna mais científica com a invenção do microscópio e os avanços químicos, em especial com o desenvolvimento de novos corantes. Já nos séculos XIX e XX, as análises se tornaram ainda mais potentes com a visualização de cristais e de células, permitindo diagnósticos clínicos mais apurados.

O exame de urina é uma prática rotineira e essencial na medicina, pois ajuda a diagnosticar desde infecções urinárias até doenças metabólicas, hepáticas e renais.

Você sabe dizer quais os parâmetros analisados nos exames de urina atuais? Você observou que na Antiguidade o sabor da urina era avaliado? O sabor! Os analistas experimentavam a urina de seus pacientes! Já imaginou se ainda fosse dessa maneira?

FISIOLOGIA DO SISTEMA URINÁRIO

A homeostase do corpo humano é regulada pela atuação do sistema urinário (renal) por meio da regulação do volume e da composição do líquido extracelular, da excreção de produtos e substâncias exógenas do metabolismo, além da produção de hormônios.

O sistema urinário é composto pelos rins, ureteres, bexiga e uretra. Os rins regulam o balanço eletrolítico do corpo, uma vez que são responsáveis pela excreção e reabsorção de íons e, consequentemente, de água. Isso interfere na manutenção do volume de líquido extracelular e regula a pressão sanguínea e o pH do sangue. Os rins removem produtos metabólicos e substâncias estranhas do organismo, como ureia, creatinina e ácido úrico, e são responsáveis pela produção de eritropoietina, hormônio que regula a produção de glóbulos vermelhos, e a enzima renina, que regula a pressão arterial.

Cada rim contém cerca de um milhão de néfrons, que são as unidades funcionais responsáveis pela formação da urina. Os néfrons são compostos por corpúsculo renal, cápsula glomerular e túbulo renal. No corpúsculo renal, acontece a filtração do sangue, e o produto dessa filtração percorre a cápsula glomerular e o túbulo renal. No túbulo renal, o filtrado glomerular passa por processos de reabsorção e secreção de substâncias.

A urina produzida nos rins é transportada para a bexiga urinária pelos ureteres. A bexiga urinária, um órgão muscular, armazena a urina até que seja eliminada pela uretra (Silverthorn, 2020).

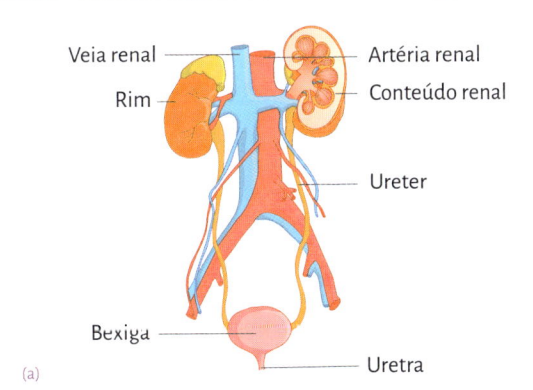

Figura 3.1 – Anatomia (a) do sistema urinário e (b) dos néfrons

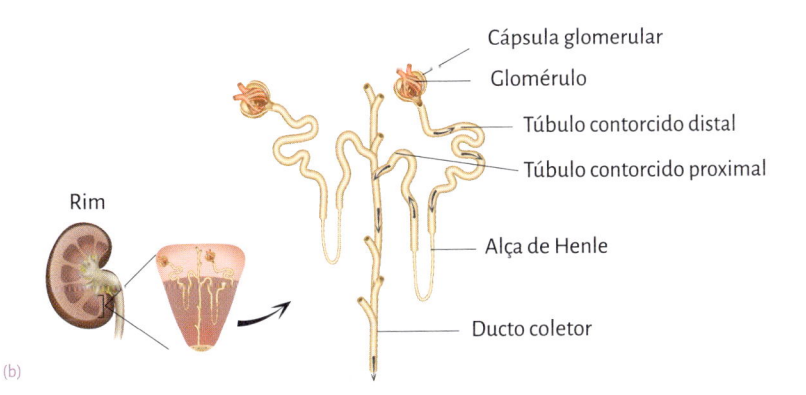

Analisar a urina é uma prática clínica valiosa, pois permite que avaliemos não apenas a função renal, mas também os constituintes do sangue, oferecendo um panorama sobre diversas condições de saúde. A urina reflete o equilíbrio eletrolítico e o estado ácido-base do corpo, fornecendo informações sobre a capacidade dos rins de manter a homeostase. Alterações na composição da urina podem indicar desidratação, infecções, doenças metabólicas ou distúrbios renais, tornando a urinálise uma ferramenta diagnóstica importante na prática médica.

Portanto, a compreensão das funções do sistema urinário e os exames de urina ajudam a diagnosticar condições médicas e ressaltam o papel dos rins na manutenção da saúde e bem-estar do indivíduo.

ANÁLISE LABORATORIAL DA URINA

O exame de urina de rotina é a análise mais realizada em urina. Esse exame é também conhecido por outros nomes, como rotina da urina, urina 1, urina tipo 1, sumário da urina, urina simples, análise físico-química da urina e sedimento, EAS (elementos anormais e sedimentoscopia), EQU (exame químico de urina), ECU (exame comum de urina), urina parcial, PEAS (pesquisa de elementos anormais e sedimentos), uroanálise e urinálise, contudo, a urina pode ser analisada de outras maneiras, como acontece na urocultura, quantificação de substâncias excretadas na urina de 24 horas e por meio de exames toxicológicos na urina.

A coleta de urina para o exame de rotina normalmente acontece de maneira espontânea; após a higienização da genitália com água e sabão neutro seguida de enxágue com água em abundância (alguns laboratórios utilizam lenços umedecidos individuais), a pessoa despreza o primeiro jato de urina no vaso sanitário e coleta o jato médio no recipiente estéril que deve ser fornecido pelo laboratório. Usualmente, a urina é coletada em frasco universal estéril, embora exista frascos cônicos para a coleta de urina (SBPC/ML, 2017).

Em crianças que não tenham o controle da micção, usa-se os sacos coletores com fita adesiva. O saco coletor é posicionado na genitália por profissional treinado após a higienização da região genital; caso não ocorra a micção em 2 horas, o saco coletor deve ser retirado e desprezado, colocando-se um novo saco coletor após outra higienização da região genital. Em situações específicas, a urina pode ser coletada com o auxílio de sonda vesical ou punção suprapúbica; essa informação deve constar na ficha de cadastro do paciente, pois aumenta o risco de lesão ou contaminação da amostra (SBPC/ML, 2017).

Figura 3.2 – Frascos coletores de urina: (a) coletor infantil, (b) frasco universal estéril, (c) tubo coletor de urina estéril e (d) frasco âmbar para coleta de urina de 24 horas

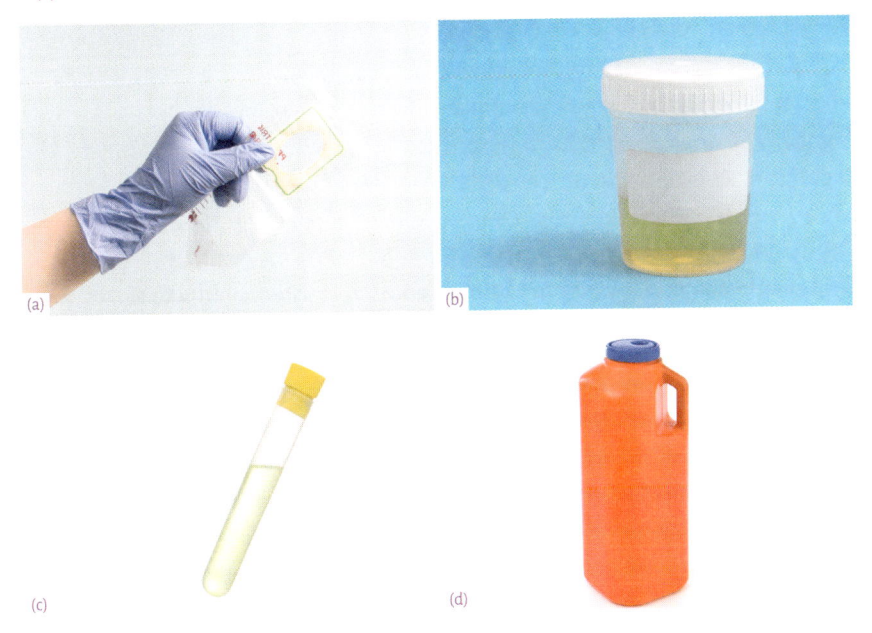

Idealmente, analisa-se a primeira urina da manhã, pois essa amostra encontra-se mais concentrada e esteve mais tempo armazenada na bexiga, refletindo com mais confiabilidade as condições clínicas do indivíduo e facilitando a detecção de substâncias químicas e elementos presentes na urina. Amostras aleatórias, em qualquer horário, podem ser analisadas e devem ter o horário da coleta anotado no frasco. Resultados alterados obtidos em amostras aleatórias podem ser ocasionados pela ingestão de alimentos ou por atividade física recente, resultando na necessidade de confirmação em uma amostra coletada da primeira urina da manhã. Alguns protocolos trabalham com a análise da segunda amostra da manhã, na qual o paciente despreza a primeira urina do dia e coleta a segunda urina, permanecendo em jejum até a coleta desta. A segunda amostra da manhã diminui a possibilidade de interferentes resultantes de metabólitos da dieta da noite anterior (SBPC/ML, 2017).

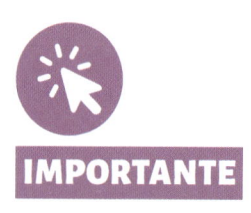

IMPORTANTE

A inovação tecnológica é uma tendência mundial. Assim, constantemente, deparamo-nos com novidades para a coleta de materiais biológicos. As inovações na coleta de urina têm sido significativas, especialmente com o desenvolvimento de frascos a vácuo, que oferecem várias vantagens, como a melhora da precisão e a segurança dos exames. Esses frascos são estéreis com uma tecnologia que evita vazamento e contaminação da amostra. O sistema fechado a vácuo controla o volume de urina coletado e mantém uma relação urina/conservante adequada. Os conservantes presentes no frasco estabilizam os parâmetros microbianos por até 48 horas, o que possibilita a manutenção da amostra sem a necessidade de refrigeração.

Busque verificar, com frequência, as inovações na área laboratorial, atualize-se por meio de sites, catálogos, materiais publicitários dos fornecedores de insumos e equipamentos. Sempre haverá novas soluções para o nosso setor, mantenha-se atualizado!

As recomendações técnicas preconizam a coleta da urina em laboratório, assim tem-se o ambiente e o armazenamento/processamento da urina dentro de condições controladas. Quando a coleta acontece em domicílio, o paciente deve entregar a amostra no laboratório em um prazo máximo de 2 horas após a coleta.

O exame de rotina de urina não é o único exame realizado utilizando a urina, existem outros exames menos comuns no cotidiano, mas, ainda assim, muito úteis, como é o caso das análises realizadas na urina de 24 horas e os exames toxicológicos.

Na urina de 24 horas, é possível avaliar a função renal e identificar possíveis alterações renais, por meio da análise de parâmetro como *clearance* de creatinina, quantificação de sódio, cálcio, ácido úrico, citrato, oxalato, potássio, amônia, ureia, magnésio e fosfato, além de avaliar a presença de proteína. Para isso, é necessária a análise de todo o volume urinado em um período de 24 horas. O laboratório fornece ao paciente frascos para armazenar a urina coletada. Logo ao acordar, o paciente despreza a primeira urina da manhã e anota o horário; a partir da segunda urina, deve coletar e armazenar todo o volume urinado, finalizando no dia seguinte com a coleta da urina no mesmo horário que anotou. Assim, o paciente obterá todo o volume urinado no período de 24 horas.

Já as análises toxicológicas possibilitam a detecção, a quantificação e o monitoramento de substâncias químicas presentes no organismo humano. A urina é amplamente utilizada para realizar análises toxicológicas pela facilidade de coleta e por conter, se for o caso, alta concentração de drogas e seus metabólitos, o que permite uma detecção precisa e eficiente.

As substâncias comumente pesquisadas na urina são as drogas ilícitas (cocaína, maconha, heroína e metanfetaminas), medicamentos (benzodiazepínicos, opioides e barbitúricos) e substâncias tóxicas (solventes, pesticidas e metais pesados). A maioria das substâncias pode ser detectada na urina em até 10 dias após a exposição. Inicialmente, faz-se a triagem das substâncias por meio de testes imunológicos rápidos que detectam a presença de classes gerais, como opiáceos e anfetaminas; caso seja detectado algo, faz-se testes confirmatórios, como a cromatografia gasosa acoplada à espectrometria de massas (GC-MS) ou a cromatografia líquida acoplada à espectrometria de massas (LC-MS), que identificam e quantificam as substâncias presentes com maior precisão (Kahl; Seither; Reidy, 2019).

A análise toxicológica em urina é utilizada de maneira extensiva em medicina ocupacional, medicina legal e em controles antidopings nos esportes. Quando a amostra de urina não pode ser analisada em até 2 horas, deve-se realizar o resfriamento da amostra para conservação das substâncias presentes e inibição do crescimento bacteriano. Se a amostra precisar ser transportada, deve-se respeitar as normas vigentes que recomendam o resfriamento com gelo reutilizável em temperatura entre 4 ºC e 8 ºC. A amostra, após ser devidamente identificada, deve ser colocada em um saco plástico selável e em um recipiente rígido destinado ao transporte. Isso previne vazamentos e protege a amostra de danos físicos (Brasil, 2015).

EXAME DE ROTINA DE URINA

O exame de rotina de urina é composto pela análise macro e microscópica da urina, segundo as recomendações da Sociedade Brasileira de Patologia Clínica/Medicina Laboratorial (2017). Na análise macroscópica, são avaliados os parâmetros físicos e químicos; e na microscópica, analisa-se a presença de elementos figurados no sedimento urinário obtido após a centrifugação da amostra.

Análises físicas e químicas da urina

No exame físico, são observadas as características físicas, como a cor e o aspecto da urina; já no exame químico, os parâmetros são analisados, na maioria das vezes, por meio de tiras reagentes, uma metodologia comum de química seca e de fácil utilização.

A tira reagente é constituída por um suporte plástico com áreas impregnadas de reagentes químicos que interagem com a urina e alteram a cor da tira de acordo com a composição da urina. As tiras analisam dez parâmetros: bilirrubina, corpos cetônicos, densidade específica, glicose, leucócitos, nitrito, sangue, pH, proteínas e urobilinogênio.

Para a realização do exame, deve-se mergulhar a tira reagente na urina e retirar o excesso de urina sem encostar o papel absorvente nas áreas de reação. A leitura do resultado pode ser realizada visualmente ou por instrumentos semiautomatizados ou automatizados. Visualmente, executa-se a leitura de cada parâmetro comparando com o gabarito fornecido pelo próprio fabricante da tira. É importante respeitar o tempo de leitura descrito para cada parâmetro.

Figura 3.3 – Tira reagente de urina: (a) sendo mergulhada na urina e (b) sendo analisada

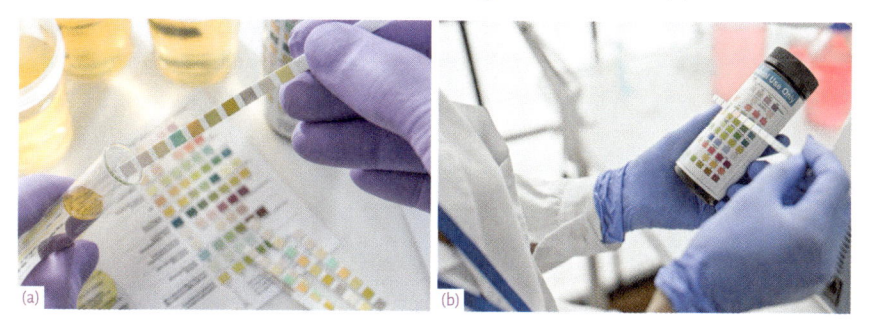

Cor

A cor da urina normalmente varia em tons de amarelo e depende do estado de hidratação do indivíduo. Ela pode alterar sem significado clínico, por exemplo, em razão de uma alimentação rica em produtos fortemente corados. Em indivíduos com patologias, como alterações hepáticas, hemólise e infecção urinária, a urina pode apresentar cores diferentes, assim como acontece com indivíduos que fazem uso de certos medicamentos.

Amarelo citrino é a cor considerada normal na urina. Urinas pouco concentradas apresentam coloração quase incolor ou amarelo-palha, e urinas muito concentradas apresentam coloração amarelo-ouro; logo, essas variações de cores isoladamente não são indicativas de doença renal, apenas do estado de hidratação do indivíduo. Contudo, urinas vermelhas indicam a presença de sangue ou a ingestão de alimentos com corantes que alteram a cor da urina.

Já a coloração marrom ou âmbar pode ser característica de presença de hemoglobina ou mioglobina, que indica hemólise ou miólise, lise de hemácias e músculos, respectivamente. Urinas brancas leitosas indicam quilúria ou lipidúria, presença de leucócitos ou de lipídeos. Tons esverdeados refletem doenças hepáticas, obstrução de vias biliares (Rocha, 2014).

Figura 3.4 – Escala de cor da urina

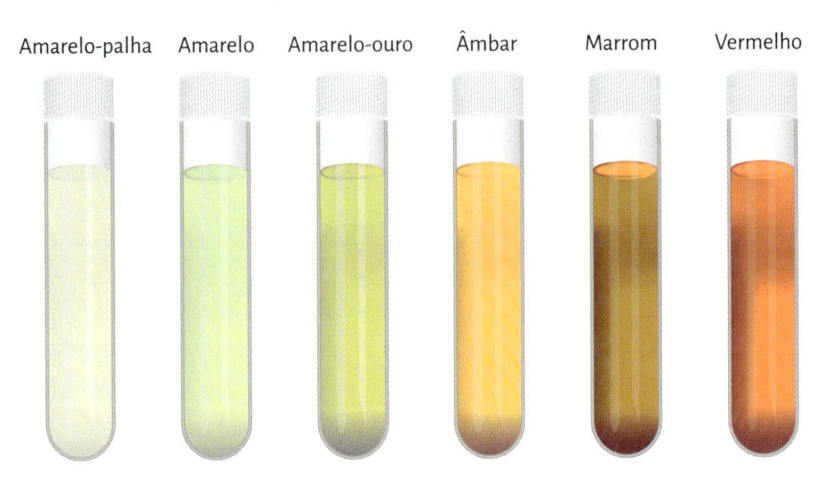

Amarelo-palha   Amarelo   Amarelo-ouro   Âmbar   Marrom   Vermelho

Aspecto

Límpida ou discretamente opalescente é o aspecto esperado para a urina. A opalescência pode ser alterada pela presença de células epiteliais, leucócitos, hemácias, bactérias, leveduras, cristais e filamentos de muco. Importante ressaltar que talco, cremes vaginais e contrastes radiológicos interferem no aspecto da urina e precisam ser evitados ou relatados no cadastro do exame.

Bilirrubina

As fitas reagentes detectam a presença de bilirrubina direta na urina. A excreção de bilirrubina está relacionada às icterícias obstrutivas e às hepatocelulares (hepatites, cirrose hepática).

Corpos cetônicos ou cetonas

Na urina de indivíduos não patológicos, não há a presença de cetonas. A detecção de cetonas pelas fitas reagentes acontece em indivíduos em metabolismo de ácidos graxos, como na cetoacidose diabética, jejum prolongado, febre e exercício intenso.

Densidade específica

A densidade da urina está relacionada à capacidade dos rins em concentrar a urina e a hidratação do indivíduo. A densidade esperada na urina de indivíduos saudáveis varia entre 1,015 e 1,025, e pode ser avaliada por química seca em tira reagente ou por refratometria, geralmente com refratômetro de mão.

O refratômetro é um equipamento que se parece com uma luneta acoplada a uma escala para mensuração da densidade em que se coloca uma gota de urina. Por refratometria, os resultados sofrem alterações pela presença de proteínas, cetonas e glicose.

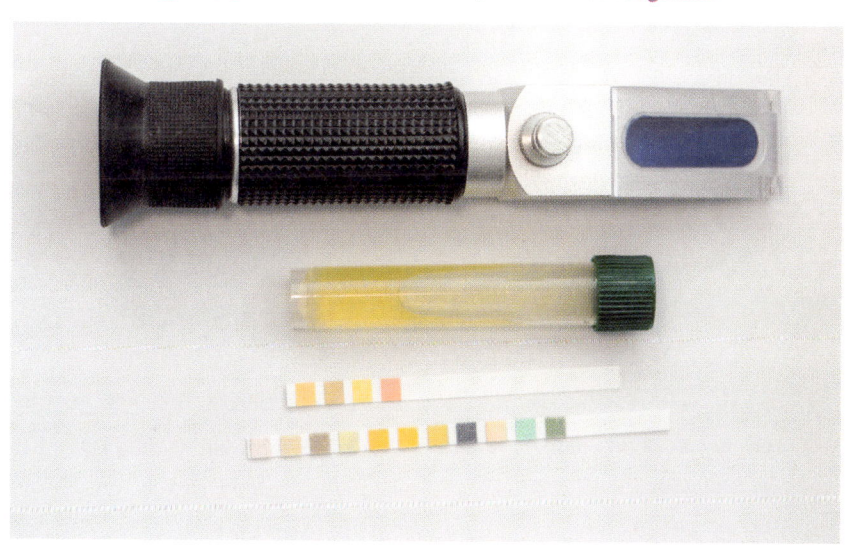

Figura 3.5 – Refratômetro de mão, urina e tiras reagentes

Glicose

Em situações de normalidade, a glicose sanguínea é filtrada pelos rins e inteiramente reabsorvida nos túbulos renais, não sendo excretada na urina. Quando em situação de excesso de glicose no sangue (acima de 180 mg/dL), ocorre a sua excreção pela urina e é detectada pela tira reagente. A glicosúria também pode ser encontrada em indivíduos com mieloma múltiplo, que tiveram exposição a metais pesados ou que estão em tratamento com alguns medicamentos (como acetazolamida, topiramato, tenofovir), além de pacientes com condições em que os rins perdem a capacidade de reabsorver a glicose.

Leucócitos (esterase leucocitária)

A presença de leucócitos está relacionada à infecção urinária ou processos inflamatórios das vias urinárias. Quando os leucócitos granulócitos (neutrófilos, eosinófilos e basófilos) se rompem, eles liberam a enzima esterase de seus citoplasmas, portanto, a presença de esterase é indicativa de inflamação ou infecção. O uso de antibióticos pode falsear esses resultados.

Nitrito

A presença de nitrito na urina é indicativa de infecções bacterianas por microrganismos produtores da enzima nitrato redutase, que converte o nitrato urinário em nitrito (*Escherichia coli*, *Klebsiella spp.*, *Proteus spp.* e algumas cepas de Pseudomonas produzem nitrato redutase). Como há bactérias que não produzem a enzima nitrato redutase, os resultados negativos para nitrito não excluem infecções bacterianas.

Sangue

A presença de sangue na urina é denominada hematúria e tem valioso significado clínico, contudo, resultados falso-positivos são frequentes em razão da alta sensibilidade das tiras reagentes para esse parâmetro, presença de mioglobina, peroxidases (como as bacterianas) e contaminação por hipoclorito/formol. Resultados falso-negativos são associados à densidade aumentada e à presença de nitrito e ácido ascórbico em altas concentrações.

pH

A dieta é o principal fator para o pH da urina. Urinas ácidas são caraterísticas de dietas ricas em proteínas, e as alcalinas, de dietas vegetarianas. O pH da urina é mensurado por química seca em tiras reagentes.

Proteína

As tiras reagentes detectam a presença de proteínas, em especial de albumina. Resultados positivos para a presença de proteínas são indicativos de doença renal, e resultados falso-negativos são justificados pela excreção de proteínas diferentes da albumina, como nos casos de mieloma múltiplo.

Urobilinogênio

O urobilinogênio é resultado da produção de bilirrubina em excesso decorrente de degradação das hemácias (hemólise) ou em situações em que o indivíduo apresente lesão hepática.

Análise microscópica – sedimentoscopia da urina

Sedimentoscopia da urina

Para a análise do sedimento urinário, é feita a centrifugação de uma alíquota de 10 mL de urina por 10 minutos a 400 g (note que algumas centrífugas trazem a velocidade em rpm, que deverá ser calculada em função do raio do rotor e as especificações do fabricante). Em seguida, despreza-se o sobrenadante, restando 0,5 mL no tubo. O sedimento formado é reconstruído na urina, que permanece no tubo cônico após descartar o sobrenadante. O sedimento é, então, analisado por microscopia óptica entre lâmina e lamínula ou em câmara de Neubauer.

Os principais achados são células (epiteliais, leucócitos e hemácias), cilindros e cristais, mas podem ser encontrados também muco e organismos. A seguir, descrevemos algumas considerações sobre esses elementos.

Células epiteliais, leucócitos e hemácias

As células epiteliais escamosas são comumente encontradas no sedimento urinário das mulheres. Essas células em geral aparecem isoladas e constituem um achado sem significado clínico. Já as células epiteliais transicionais e tubulares se apresentam em conjuntos e, quando encontradas, são indicativas de lesões renais de gravidade relacionada à quantidade e ao tipo celular encontrado. Quando as células encontradas apresentam anomalias morfológicas indicativas de neoplasia, elas devem ser coradas e analisadas com maior riqueza de detalhes.

A presença de grande número de leucócitos é denominada piúria. Na urina, podem ser encontrados neutrófilos, linfócitos, macrófagos e eosinófilos, porém, para a diferenciação desses tipos, é necessário que o material seja corado. A presença de leucócitos é indicativa de processos inflamatórios ou infecciosos.

Já a presença de grande número de hemácias na urina é denominada hematúria. Ela pode ser observada pela coloração avermelhada da urina ou ser identificada apenas por microscopia. As hemácias podem ser observadas com sua morfologia preservada ou com dismorfia, que está relacionada com a origem das células, região extrauretral ou renal, respectivamente.

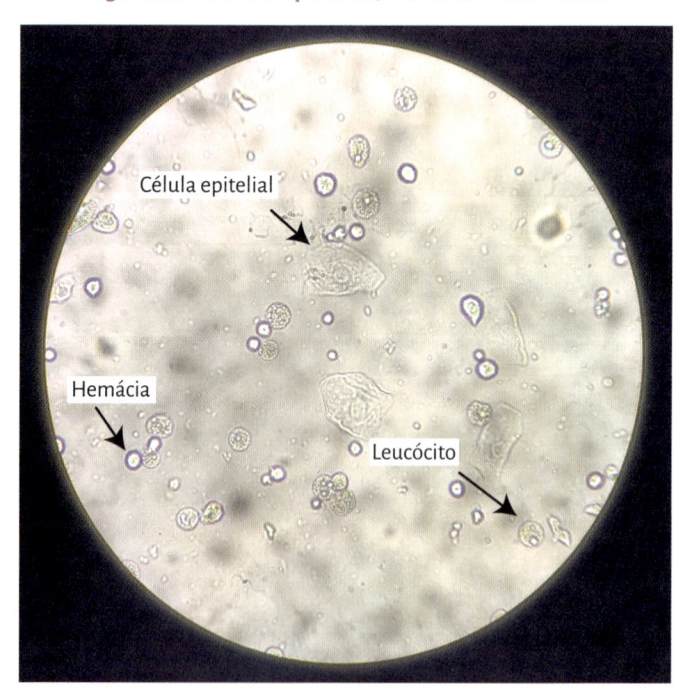

Figura 3.6 – Células epiteliais, hemácias e leucócitos

Cilindros

Os cilindros na urina se formam por vários motivos, por exemplo, quando o pH urinário muda porque a urina ficou parada na bexiga por tempo prolongado (estase) ou quando há mais solutos na urina ou presença de substâncias anormais. Eles são como marcadores de túbulos renais e podem ajudar a entender onde está a lesão no rim e qual a gravidade. Os cilindros são classificados com base em sua aparência e no tipo de partículas que contêm, conforme apresentamos a seguir.

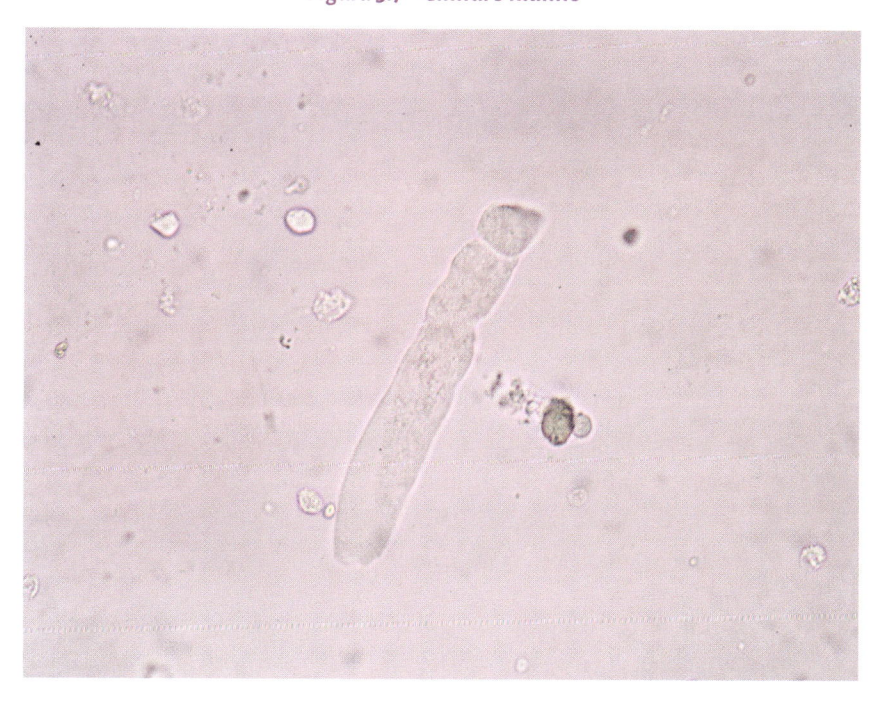

Figura 3.7 – Cilindro hialino

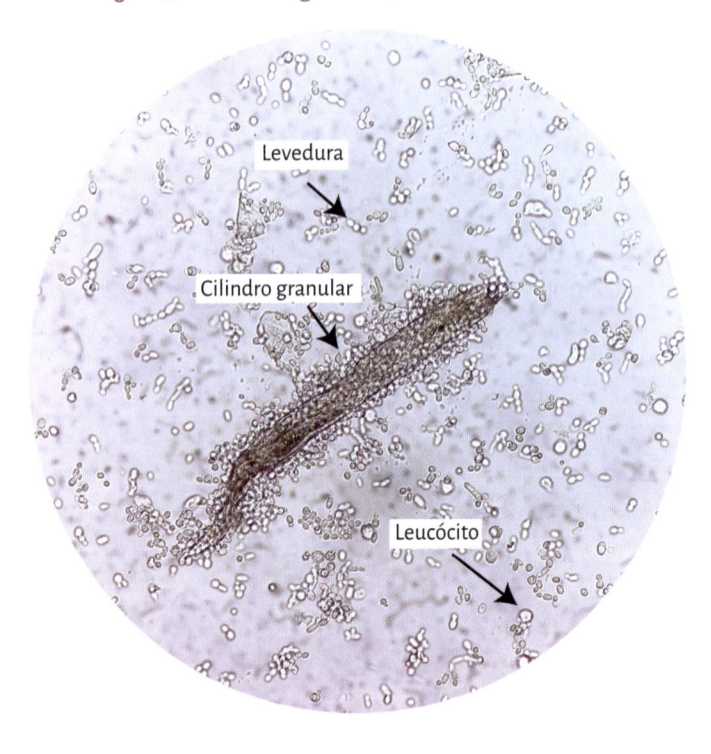

Figura 3.8 – Cilindro granular, leucócitos e leveduras

- Cilindros hialinos: transparentes e homogêneos, são os de menor importância clínica e não possuem inclusões, sendo formados apenas por estrutura proteica (proteína de Tamm-Horsfall). Encontrados em pequenas quantidades na urina de indivíduos saudáveis, após exercícios físicos intensos, desidratação ou estresse.

- Cilindros celulares: contêm diferentes tipos de células (hemácias, leucócitos ou células epiteliais). Os cilindros eritrocitários são um tipo específico de cilindro celular que contêm eritrócitos aderidos à estrutura proteica, apresentam-se com coloração avermelhada e são indicativos de sangramento nos túbulos renais associado à glomerulonefrite, síndrome nefrítica e condições hemorrágicas renais. Os cilindros leucocitários contêm leucócitos aderidos à estrutura proteica, têm coloração esbranquiçada e são relacionados a infecções renais, como a pielonefrite. Já os cilindros epiteliais são os que contêm células epiteliais provenientes do epitélio tubular renal e indicam dano tubular renal (necrose tubular renal, nefrite viral e rejeição de transplante renal).

- Cilindros granulosos: são cobertos por grânulos de tamanhos e quantidade variada, que podem ser proteínas ou restos de células degradadas. São encontrados em indivíduos com glomerulonefrite aguda, pielonefrite e necrose tubular aguda.

- Cilindros gordurosos, lipoides ou graxos: são os com gotículas de gordura, corpos ovais gordurosos ou cristais de colesterol. Apresentam aparência brilhante e indicam síndrome nefrótica quando há presença de lipídios na urina.

- Cilindros céreos: não contêm inclusões, apresentam bordas bem definidas, aparência cerosa e não são formados pela mesma proteína dos demais. São indicativos de doença renal crônica avançada e insuficiência renal prolongada.

- Cilindros contendo microrganismo: são encobertos por bactérias ou leveduras e são associados a infecções renais ativas, como a pielonefrite e candidíase visceral.

- Cilindros de cristais e sais amorfos: são indicativos de que os cristais ou sais precipitaram dentro dos túbulos renais nos quais os cilindros se formaram. Podem indicar nefrolitíase (pedras nos rins) ou distúrbios metabólicos que favoreçam a formação de cristais na urina.

- Cilindros pigmentados: são os que contêm hemoglobina, mioglobina ou bilirrubina. Podem estar relacionados a condições como hemólise intravascular e doenças hepáticas com aumento de bilirrubina.

Cristais

Há diferentes tipos de cristais que podem ser encontrados na urina, alguns não apresentam valor diagnóstico por serem formados em decorrência de abaixamento de temperatura da amostra, de alterações no pH urinário ou de características alimentares do indivíduo, contudo, há cristais que refletem doenças metabólicas ou infecciosas e com valor diagnóstico. Os cristais de oxalato de cálcio, fosfato de cálcio, ácido úrico, urato amorfo, fosfato amorfo, fosfato triplo, biurato de amônio e carbonato de cálcio são considerados cristais habituais ou artefatuais. Já cristais de bilirrubina, cistina, colesterol, fosfato-amoníaco-magnesiano, leucina e tirosina são considerados cristais patológicos por apresentarem significado diagnóstico específico ou sugerir a existência de algum distúrbio orgânico. Para a correta identificação de cristais, é necessário o conhecimento combinado de suas formas mais comuns, suas características de birrefringência e o pH urinário.

O cristal mais comumente encontrado na urina é o de oxalato de cálcio, tem aparência bipiramidal ou em forma de envelope. Esses cristais são encontrados em urinas ácidas ou neutras e associados a condições alimentares, como quando há a ingestão de espinafre. Os cristais de ácido úrico podem se apresentar em diferentes formas, como losangos e agulhas; estão presentes em urinas ácidas e são associados a gota, hiperuricemia ou síndromes relacionadas ao metabolismo de purinas.

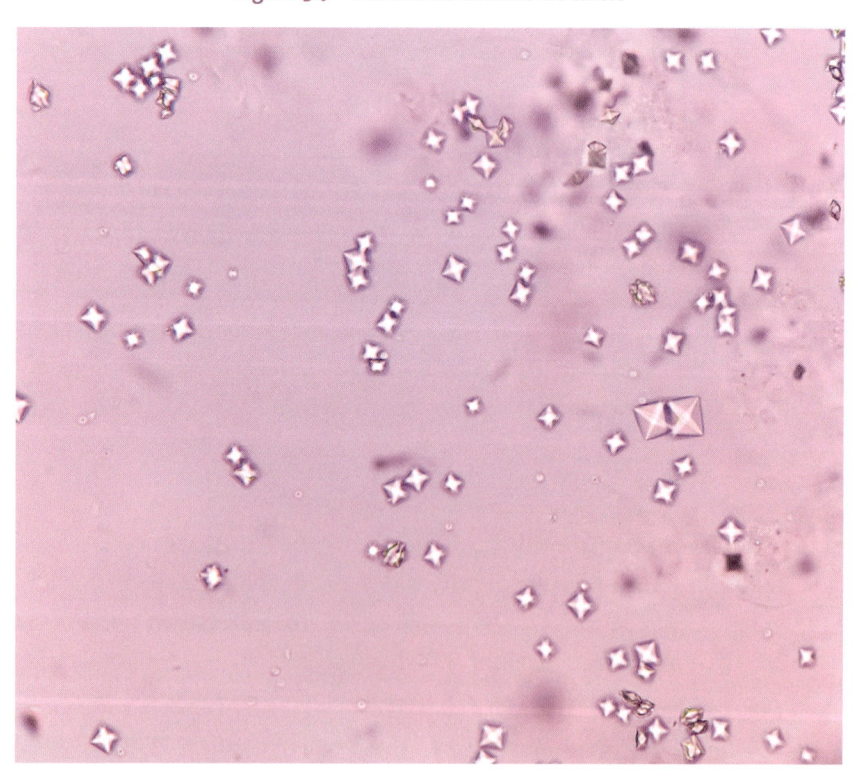

Figura 3.9 – Cristais de oxalato de cálcio

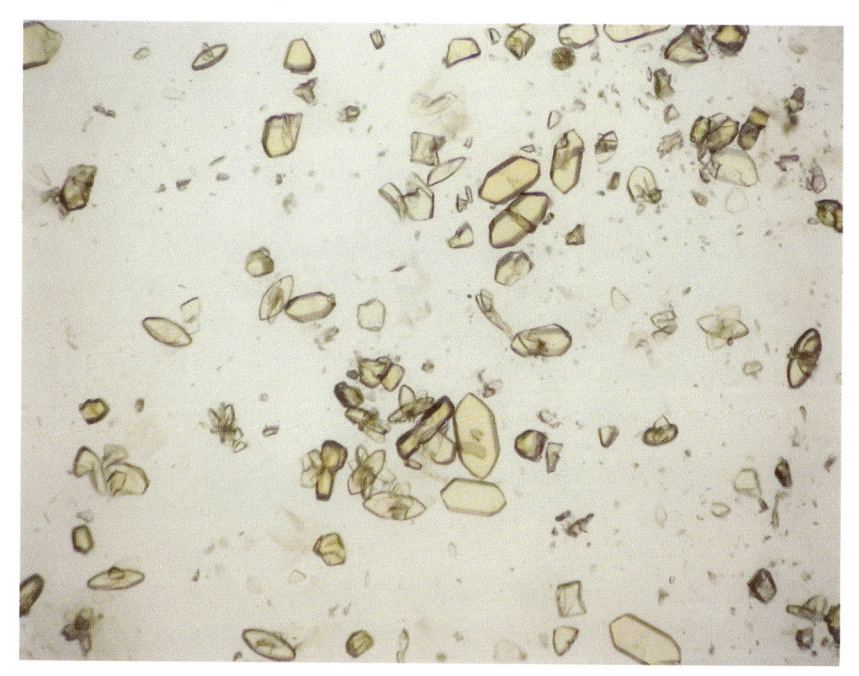

Figura 3.10 – Cristais de ácido úrico

Já nas urinas alcalinas, podemos encontrar cristais de fosfato de cálcio em forma de prisma ou rosetas que sugerem cálculos urinários. Em urinas alcalinas também é possível encontrar cristais de fosfato-amoníaco-magnesiano (estruvita) associados a infecções urinárias causadas por produtores de urease.

Cristais de leucina e tirosina aparecem em indivíduos acometidos de doenças hepáticas severas, os cristais de leucina são como esferas concêntricas e com bordas radiadas, e os de tirosina são como agulhas finas e aglomeradas. Os cristais de cistina são raros, têm formato hexagonal e incolor e aparecem quando o indivíduo é acometido do distúrbio metabólico hereditário que afeta a absorção de cistina nos túbulos renais.

Muco

A presença de muco em grande quantidade no sedimento urinário é frequente em indivíduos, sobretudo mulheres, com inflamação do trato urinário baixo ou na região genital.

Organismos

Bactérias, fungos e parasitas podem ser encontrados no sedimento urinário e sempre são associados a infecções. A urina normal é estéril, contudo, pode ser contaminada no momento da coleta ou por má conservação, salientando a necessidade de atenção na fase pré-analítica para garantir a qualidade do material e a confiabilidade nos resultados. A presença de bactérias no sedimento urinário deve ser relatada como raras, algumas ou numerosas; esse relato direcionará o profissional médico para solicitar exames complementares em busca de confirmação e identificação da bactéria e do antibiótico adequado para o tratamento do indivíduo. Este tema foi mais bem explorado no capítulo 1, "Técnicas analíticas em microbiologia".

O fungo mais comumente encontrada na urina é a *Candida* em forma de levedura. Sua presença deve ser relatada como raríssimas, raras, algumas ou numerosas leveduras. A presença de parasitas no sedimento urinário geralmente está associada a contaminação genital ou fecal, e os parasitas mais frequentemente relatados são *Trichomonas vaginalis*, *Enterobius vermicularis* e *Strongyloides stercoralis*.

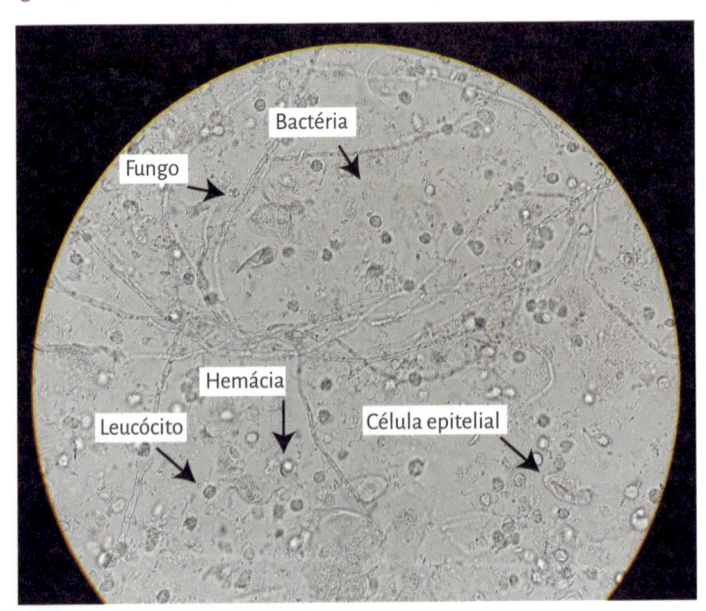

Figura 3.11 – Hemácias, leucócitos, células epiteliais, bactérias e fungos

AUTOMAÇÃO EM URINÁLISE

Os aparelhos automatizados trouxeram uma nova era para os laboratórios de análises clínicas, e a urinálise seguiu essa tendência trazendo inúmeras vantagens e otimizando o processo analítico por meio de uma variedade de aparelhos automatizados.

A automação em urinálise teve início com a introdução dos leitores de tiras reativas, seguindo para sistemas de urinálise semiautomatizados e totalmente automatizados.

Os sistemas automatizados oferecem alta capacidade de processamento, realizando análises em larga escala de maneira rápida e eficiente. Os resultados são mais padronizados também, pois esses sistemas minimizam discrepâncias entre as análises realizadas por diferentes profissionais e reduzem os erros inerentes aos métodos manuais. A automação permite a contagem precisa de elementos na urina por unidade de volume, proporcionando resultados mais detalhados e confiáveis.

A contagem de células presentes na urina pode ser realizada por citometria, em que o aparelho diferencia e conta células e partículas, como hemácias, leucócitos, bactérias, cristais e cilindros. Alguns modelos de aparelho de automação em urinálise realizam captação de imagens digitais do sedimento urinário, o que otimiza a análise e reduz a necessidade de microscopia convencional.

Embora a automação ofereça inúmeras vantagens, ela não pode substituir a *expertise* humana. A interpretação precisa dos resultados e a tomada de decisões clínicas ainda requerem a avaliação crítica de profissionais experientes.

PARA SABER MAIS

Você sabe como é realizado o descarte da urina após a realização dos testes laboratoriais?

Diferentemente de outros materiais biológicos, a urina e as fezes podem ser descartadas diretamente na rede de esgoto sanitário, sem a necessidade de processos para descontaminação ou inativação. Isso ocorre porque esses materiais geralmente não contêm agentes patogênicos em concentrações que representem um risco significativo para a saúde pública ou o meio ambiente.

Em muitos laboratórios, são instalados vasos sanitários nos expurgos onde esses materiais são descartados. Esses vasos sanitários são conectados diretamente ao sistema de esgoto, permitindo um descarte seguro e eficiente. Além disso, as instalações de laboratório seguem rigorosos protocolos de higiene e segurança para garantir que o descarte seja realizado de maneira adequada e sem riscos de contaminação (Brasil, 2006).

ARREMATANDO AS IDEIAS

A urina é um importante biomarcador para avaliar a saúde renal e geral do corpo. Pode-se analisá-la por diferentes testes, como o exame de rotina, a análise de 24 horas e os exames toxicológicos.

Profissionais experientes em posse de laudos laboratoriais realizam a interpretação dos resultados, e a tomada de decisões clínicas dependem de sua avaliação ao contextualizar os dados laboratoriais dentro do quadro clínico do paciente. O papel do profissional técnico em análises clínicas é fundamental nesse processo, uma vez que é o responsável por garantir que as amostras sejam processadas com a máxima seriedade e precisão. A automação e a tecnologia de ponta também desempenham um papel crucial, pois aumentam a eficiência e a consistência das análises. Assim, a combinação de automação avançada, conhecimento especializado e dedicação dos técnicos assegura diagnósticos precisos e tratamentos eficazes, beneficiando diretamente a saúde e o bem-estar dos pacientes.

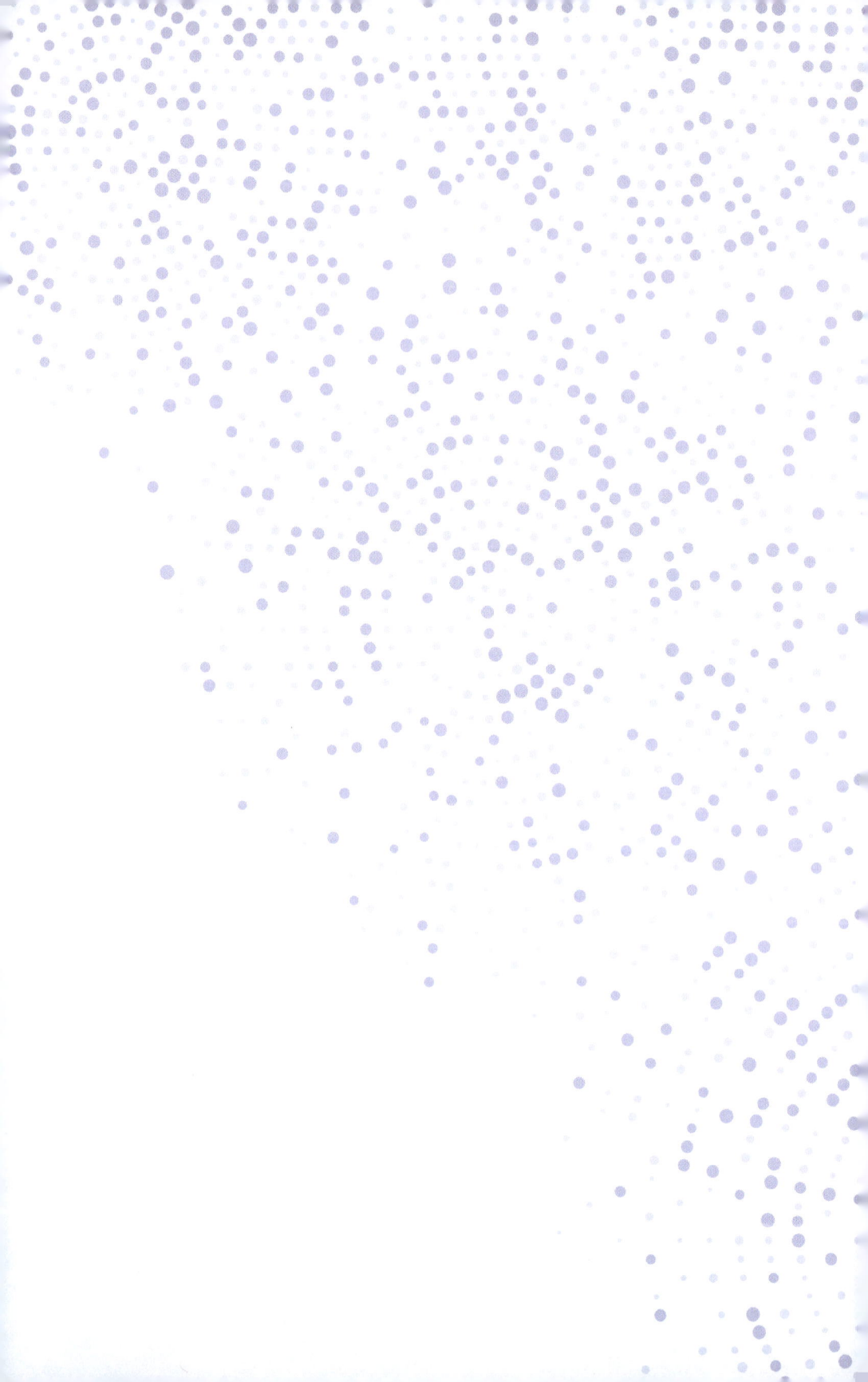

CAPÍTULO 4

Processamento do fluido seminal

Imagine um exame capaz de revelar os segredos da fertilidade masculina, desvendando questões que podem transformar vidas. O espermograma é essa poderosa ferramenta, um olhar microscópico no universo dos espermatozoides, em que cada detalhe conta uma história sobre saúde e potencial reprodutivo.

Neste capítulo, você descobrirá como um simples frasco de sêmen pode fornecer respostas, desde a quantidade e qualidade dos espermatozoides até sua capacidade de movimentar-se em direção ao óvulo. Mais do que números e gráficos, exploraremos aqui as implicações de um exame que pode ser a chave para realizar o sonho da paternidade.

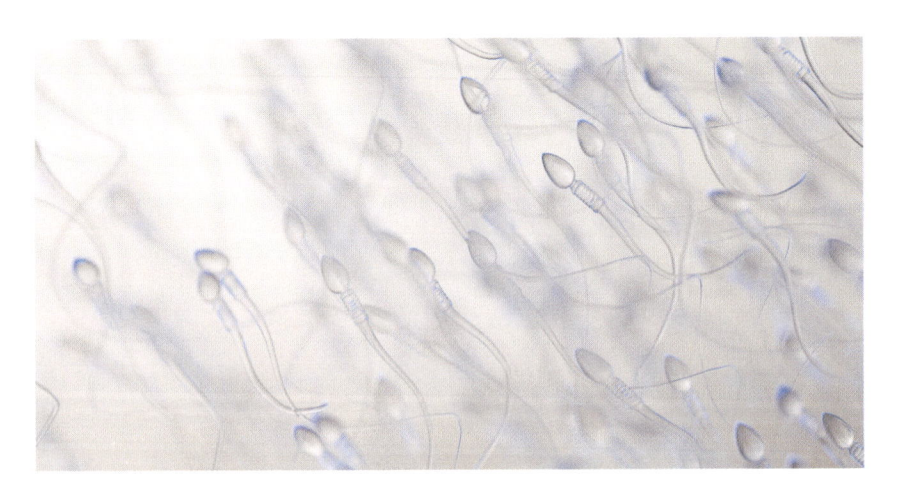

Imagem ilustrativa do esperma humano.

FISIOLOGIA DO SISTEMA REPRODUTOR MASCULINO

O sistema reprodutor masculino é um conjunto complexo de órgãos e estruturas que trabalham em conjunto para produzir, armazenar e transportar espermatozoides, além de secretar hormônios sexuais. A principal função desse sistema é garantir a reprodução, permitindo a fertilização do óvulo feminino (Mawhinney; Mariotti, 2013). Entre os componentes do sistema reprodutor masculino, temos os testículos, epidídimos, ductos deferentes, vesículas seminais, próstata e pênis (figura 4.1).

Figura 4.1 – Esquema do sistema reprodutor masculino

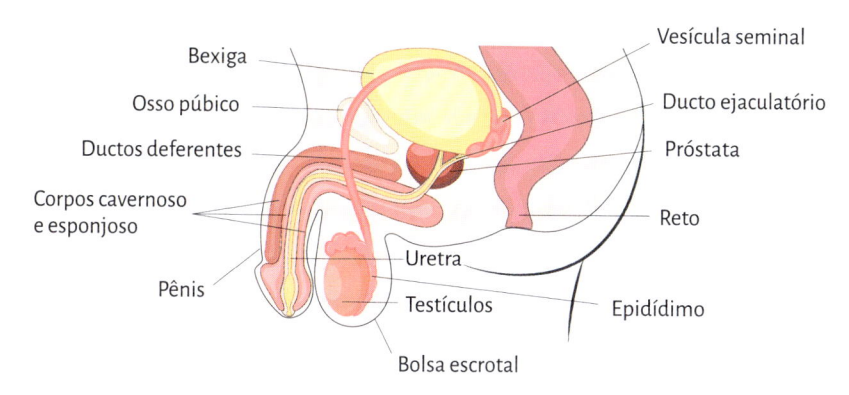

- Bexiga
- Osso púbico
- Ductos deferentes
- Corpos cavernoso e esponjoso
- Pênis
- Uretra
- Testículos
- Bolsa escrotal
- Vesícula seminal
- Ducto ejaculatório
- Próstata
- Reto
- Epidídimo

Os testículos são as gônadas masculinas responsáveis pela produção de espermatozoides e hormônios sexuais, principalmente a testosterona. Localizados na bolsa escrotal, os testículos contêm numerosos túbulos seminíferos onde ocorre a espermatogênese, o processo de formação dos espermatozoides (Mawhinney; Mariotti, 2013).

Além do papel que desempenha na produção de espermatozoides, a testosterona também contribui para o desenvolvimento das características sexuais secundárias masculinas, como o crescimento de pelos faciais e a mudança da voz (O'Hara; Smith, 2015).

Após serem produzidos nos testículos, os espermatozoides são armazenados e amadurecem no epidídimo, uma estrutura em forma de tubo localizada na parte posterior de cada testículo. Durante a ejaculação, os espermatozoides são transportados pelos ductos deferentes, que se conectam às vesículas seminais. As vesículas seminais produzem um líquido rico em frutose que nutre os espermatozoides e compõe a maior parte do sêmen. Esse líquido se mistura com as secreções da próstata, que adiciona enzimas e substâncias que ajudam a proteger e ativar os espermatozoides (Durairajanayagam *et al.*, 2015).

Finalmente, o sêmen é expelido pela uretra durante a ejaculação. O pênis, composto por tecido erétil, se enche de sangue durante a excitação sexual, permitindo a penetração e a deposição do sêmen. A coordenação de todos esses componentes é essencial para a fertilidade masculina, e qualquer disfunção em uma dessas partes pode levar ao prejuízo da capacidade reprodutiva. A compreensão da fisiologia do sistema reprodutor masculino é fundamental para o diagnóstico e tratamento de problemas de fertilidade e outras condições relacionadas à saúde sexual masculina (Zhang; Xia; Song, 2018).

O espermatozoide é composto por três partes principais: a cabeça, que contém o núcleo e o acrossoma; o pescoço, que conecta a cabeça ao flagelo; e o flagelo, que é responsável pela motilidade e é composto pela peça intermediária com mitocôndrias, peça principal com o axonema e peça terminal. Essas estruturas trabalham em conjunto para garantir a fertilização bem-sucedida do oócito (figura 4.2) (Teves; Roldan, 2021).

Figura 4.2 – Estrutura celular do espermatozoide

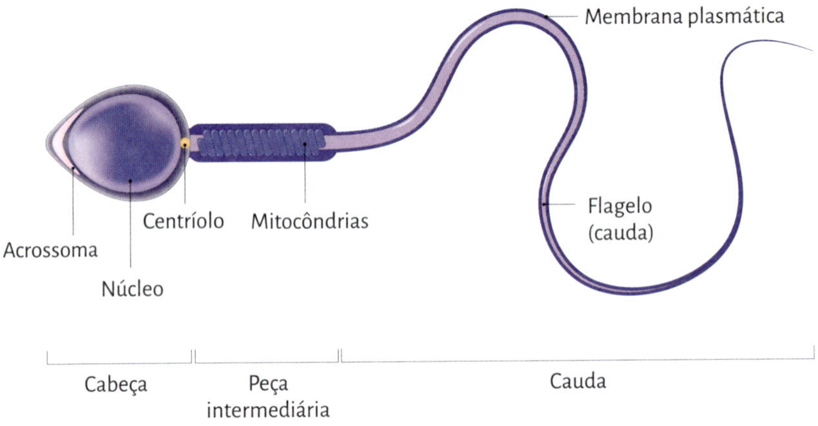

Preparo e coleta

Os pacientes devem ser orientados adequadamente em relação ao preparo para a coleta do exame (Sokol; Drakopoulos; Polyzos, 2021). A seguir, apresentamos as orientações recomendadas pela Organização Mundial da Saúde (WHO, 2021).

- É necessária a abstinência sexual de 2 a 7 dias, pois esse período favorece a viabilidade dos espermatozoides.

- A coleta deve ser feita por masturbação, sem uso de preservativos ou lubrificantes, garantindo que todo o volume seja coletado para evitar perda de parâmetros.

- A coleta no próprio laboratório é ideal para análise imediata da coagulação, um parâmetro temporalmente sensível.

- Em casos excepcionais de coleta domiciliar, o paciente deve entregar a amostra em até 30 minutos, mantendo-a próxima ao corpo para preservar a temperatura ideal de 37 °C.

- Um questionário detalhado sobre histórico médico, medicamentos e hábitos do paciente é essencial para oferecer contexto aos resultados (WHO, 2021).

ANÁLISE MACROSCÓPICA DO FLUIDO SEMINAL

A análise macroscópica do fluido seminal é o ponto de partida da avaliação da fertilidade masculina. Consiste em um exame que envolve a observação das características físicas do sêmen, como volume, viscosidade, cor e tempo de liquefação. Essas características podem fornecer informações importantes sobre a saúde reprodutiva do homem e possíveis causas de infertilidade. Essa análise envolve a observação de características visuais e mensuráveis do sêmen.

A coagulação é, idealmente, avaliada nos primeiros 5 minutos. Em geral, apresenta-se com um aspecto gelatinoso com grumos, liquefazendo-se completamente em até 60 minutos. A ausência de coagulação ou liquefação incompleta são consideradas anormais.

O volume do sêmen é um dos primeiros parâmetros avaliados e pode indicar problemas nas glândulas acessórias se estiver fora dos valores considerados dentro do padrão de normalidade. O volume normal é superior a 1,5 mL. Volumes baixos podem indicar problemas hormonais ou obstruções, enquanto volumes altos geralmente estão relacionados à excitação, tempo de abstinência ou inflamações.

A viscosidade e o tempo de liquefação são analisados para verificar a capacidade do sêmen de se tornar fluido, o que é essencial para a movimentação dos espermatozoides. Após a liquefação, a viscosidade é avaliada. A presença de fios maiores que 2 cm ao gotejar a amostra indica viscosidade aumentada, podendo prejudicar a motilidade espermática.

Em seguida, é avaliado o pH, que em condições normais varia de 7,2 a 8,0. Valores abaixo de 7,0 são raros e podem indicar deficiência de líquidos prostáticos ou infecções.

Ao final do exame, é avaliada a cor (figura 4.3), que normalmente é branco opaco. Alterações na cor do sêmen podem indicar anormalidades, como amarelado (icterícia, infecções), eritrocrômico (hemorragias ou hematospermia) ou acinzentado (pus).

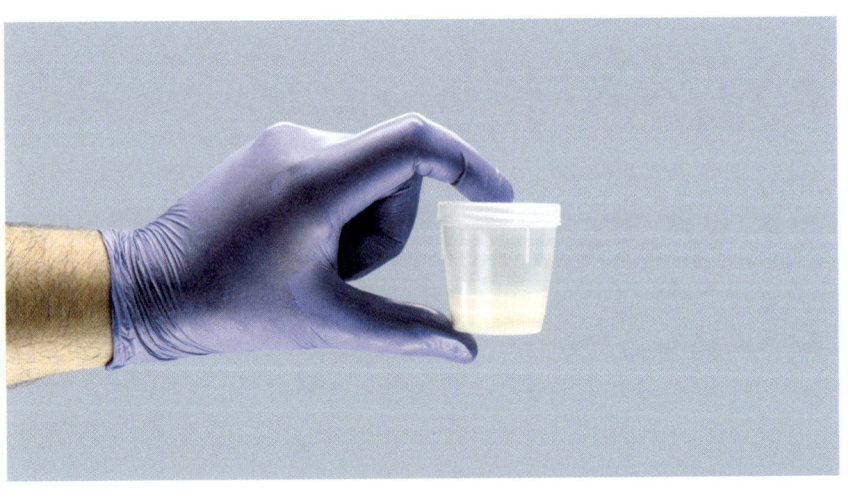

Figura 4.3 – Análise da cor do fluido seminal

ANÁLISE MICROSCÓPICA DO FLUIDO SEMINAL

A análise microscópica do fluido seminal, no exame de espermograma (figura 4.4), é fundamental para avaliar a fertilidade e outras condições da saúde reprodutiva masculina. Esse exame envolve a coleta e a análise do sêmen para verificar a quantidade, a qualidade e a motilidade dos espermatozoides.

Figura 4.4 – Espermograma: análise microscópica do líquido seminal

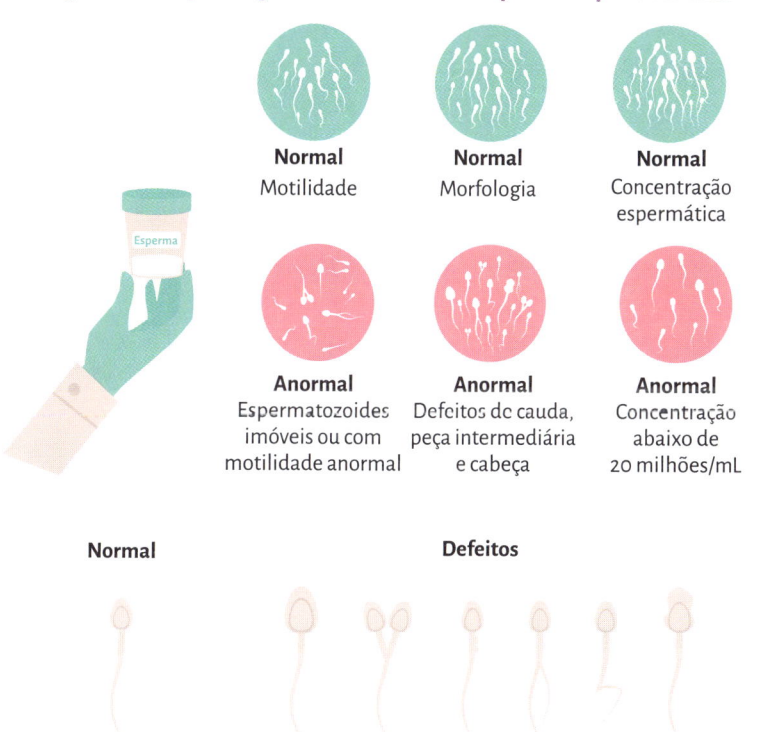

Normal
Motilidade

Normal
Morfologia

Normal
Concentração espermática

Anormal
Espermatozoides imóveis ou com motilidade anormal

Anormal
Defeitos de cauda, peça intermediária e cabeça

Anormal
Concentração abaixo de 20 milhões/mL

Normal

Defeitos

Conforme a Organização Mundial da Saúde (OMS), a motilidade espermática pode ser classificada em quatro categorias principais: progressão rápida (a), progressão lenta (b), não progressivos (c) e imóveis (d) (WHO, 2021).

- Progressão rápida (a): espermatozoides com movimento em linha reta ou em grandes círculos.

- Progressão lenta (b): espermatozoides com movimento, mas que não se enquadram na categoria A por causa de movimentos em trajetórias curvas ou lentas.

- Não progressivos (c): espermatozoides com movimento flagelar, mas que se movem em círculos ou vibram sem sair do lugar.

- Imóveis (d): espermatozoides que não apresentam nenhum tipo de movimento.

A referência para motilidade normal é superior a 30% (A + B). Após a liquefação completa do sêmen, uma amostra de 20 microlitros é cuidadosamente pipetada e colocada em uma lâmina de vidro, sendo coberta com uma lamínula. A lâmina é, então, examinada em um microscópio, inicialmente na objetiva de 10×, para verificar a presença de grumos e garantir a homogeneidade da amostra, e em seguida, na objetiva de 40×, para a análise detalhada da motilidade (Oehninger; Franken; Ombelet, 2014).

Para a contagem e o cálculo, o técnico analisa pelo menos 200 espermatozoides em diferentes campos da lâmina (figura 4.5), classificando-os em uma das categorias de motilidade. A porcentagem de espermatozoides em cada categoria é, então, calculada.

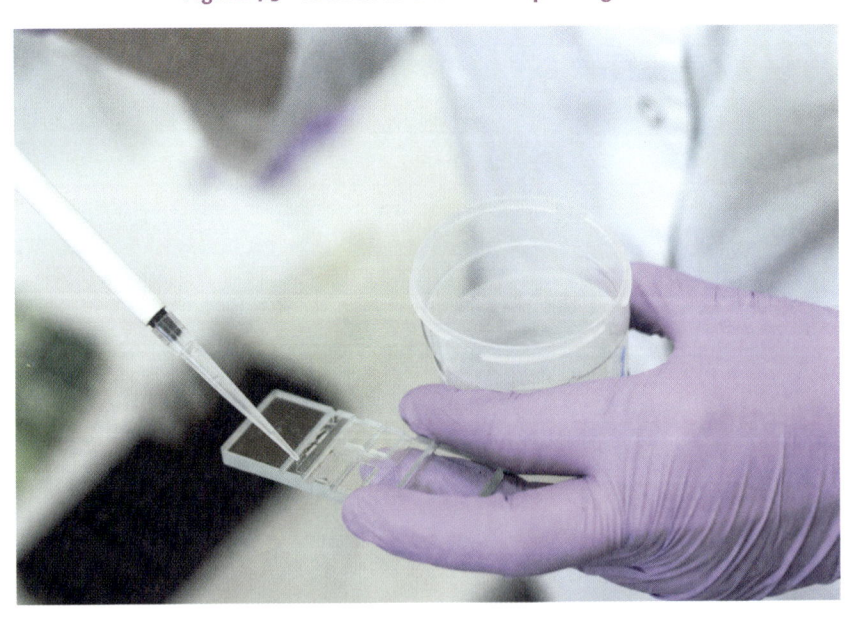

Figura 4.5 – Técnica do exame de espermograma

A relação encontrada na contagem dos espermatozoides móveis (A, B, C) não reflete diretamente a porcentagem final. Para obter a porcentagem final de cada categoria, aplica-se uma regra de três, utilizando como referência a porcentagem de espermatozoides móveis encontrados no passo anterior. Por exemplo, se na contagem de móveis, 50% foram classificados como A, 40% como B e 10% como C, o cálculo da porcentagem final seria:

A: (70% móveis/100%) = (A/50%) → A = 35%

B: (70% móveis/100%) = (B/40%) → B = 28%

C: (70% móveis/100%) = (C/10%) → C = 7%

Ao final do processo, a motilidade espermática será representada pelas porcentagens de cada categoria, somando 100%:

A = 35%

B = 28%

C = 7%

D = 30%

> **IMPORTANTE**
>
> Há diversos fatores que podem influenciar a motilidade espermática e que precisam ser considerados, como temperatura, pH, presença de substâncias químicas, infecções, tabagismo, alcoolismo, uso de drogas, idade e desequilíbrios hormonais.

Já a vitalidade é determinada pela porcentagem de espermatozoides vivos, idealmente superior a 58%. A técnica de coloração com eosina-nigrosina é utilizada para diferenciar células vivas de células mortas. Os espermatozoides vivos possuem uma membrana celular íntegra que impede a entrada da eosina, mantendo a cabeça branca. Os espermatozoides mortos, por outro lado, têm a membrana celular comprometida, permitindo a penetração da eosina e resultando em uma cabeça vermelha (figura 4.6). A eosina pode penetrar parcialmente em alguns espermatozoides. Se menos de 50% da cabeça estiver corada em vermelho, o espermatozoide ainda é considerado vivo (Oehninger; Franken; Ombelet, 2014).

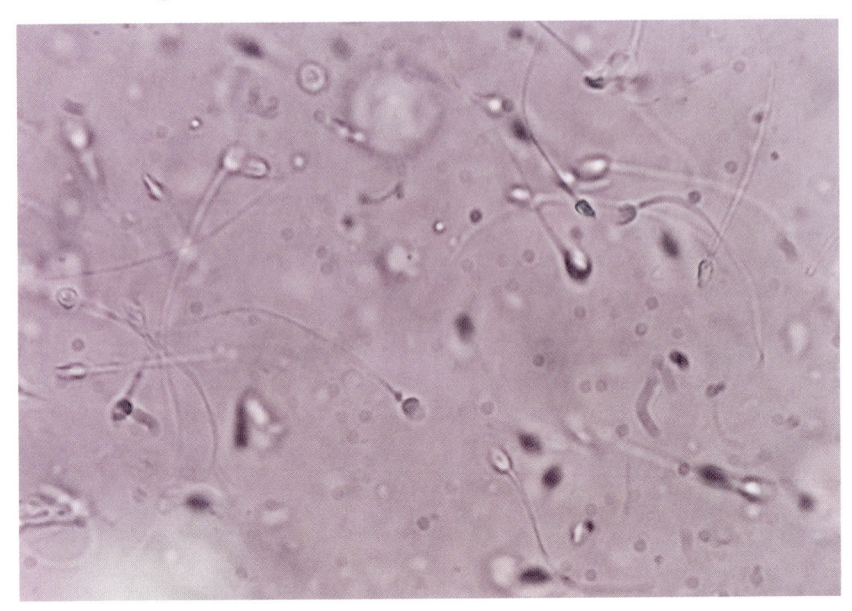

Figura 4.6 – Avaliação da vitalidade dos espermatozoides

A vitalidade espermática é, então, calculada usando a seguinte fórmula:

$$\text{Vitalidade espermática (\%)} = \frac{\text{(Número de espermatozoides vivos)}}{\text{(Número total de espermatozoides)}} \times 100$$

Já a análise da concentração espermática consiste na contagem de espermatozoides realizada na câmara de Neubauer (figura 4.7). A referência para concentração espermática normal é superior a 15.000.000/mL e conta com as etapas a seguir (Boitrelle *et al.*, 2021).

- Diluição: a concentração espermática geralmente exige diluição da amostra de sêmen para facilitar a contagem precisa na câmara de Neubauer. A diluição-padrão é de 1:20, ou seja, 25 microlitros de sêmen para 500 microlitros de solução salina.

- Preenchimento da câmara: após a diluição, 10 microlitros da solução são cuidadosamente pipetados na câmara de Neubauer.

- Sedimentação: aguarda-se 5 minutos para a completa sedimentação dos espermatozoides na câmara.

- Contagem: primeiramente, utiliza-se a objetiva de 10× do microscópio para verificar a homogeneidade da distribuição dos espermatozoides na câmara. Em seguida, com a objetiva de 40×, contam-se os espermatozoides nos quatro quadrantes laterais da câmara. Por fim, multiplica-se o número total de espermatozoides contados nos quatro quadrantes pelo fator de correção da câmara, que é 50.000.

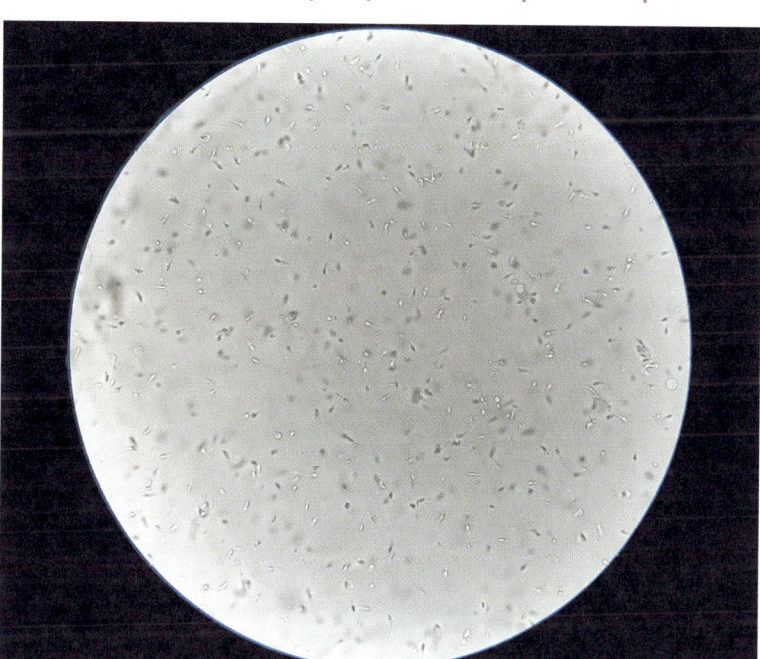

Figura 4.7 – Concentração espermática: campo microscópico

A fórmula para a contagem espermática é a seguinte:

Concentração espermática $\left(\dfrac{\text{milhões}}{\text{mL}}\right)$
= (Total de espermatozoides nos quatro quadrantes) × 50.000

Em casos especiais, como os de contagem elevada, os parâmetros preconizados pelo manual da OMS devem ser observados e estar de acordo com os padrões de qualidade adotados pelo laboratório. A OMS estabelece como referência para a concentração espermática um valor superior a 15.000.000/mL.

Já os casos de baixa contagem de espermatozoides (oligospermia) se dão quando menos de 5 espermatozoides são visualizados por campo na análise de motilidade. Nesses casos, a diluição não é realizada, o sêmen é pipetado diretamente na câmara de Neubauer e o fator de correção utilizado é 2.500.

Figura 4.8 – Contagem espermática

Análise que verifica a concentração espermática para avaliar a fertilidade

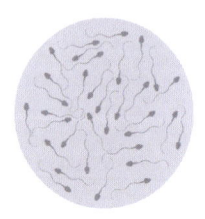

Normal
Valores normais devem estar acima de 15 milhões/mL

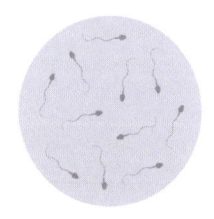

Oligospermia
Valores muito baixos podem causar condições de infertilidade

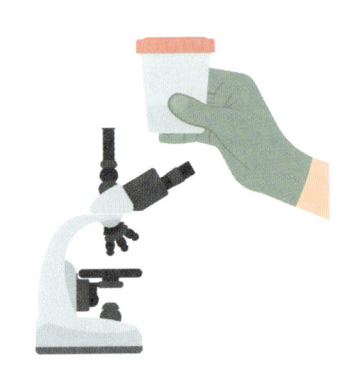

No início do capítulo, vimos que um espermatozoide normal possui três partes principais: a cabeça, que contém o material genético (DNA) e o acrossomo, crucial para a fertilização; a peça intermediária, responsável pela energia para o movimento do espermatozoide; e a cauda, que permite a locomoção do espermatozoide. A análise da morfologia espermática foca na forma e na estrutura dos espermatozoides, classificando-os como normais ou anormais, com base em defeitos nessas três partes. A referência para morfologia normal é superior a 30% (Touré et al., 2021). Assim, as anormalidades morfológicas mais comuns nos espermatozoides incluem:

- Defeitos de cabeça: cabeça grande, pequena, alongada, redonda, bicéfala, com acrossoma pequena ou ausente (figura 4.9a).

- Defeitos de peça intermediária: peça intermediária fina, espessa, dobrada, assimétrica (figura 4.9b).

- Defeitos de cauda: cauda curta, enrolada, dupla, ausente (figura 4.9c).

Figura 4.9 – (a) Defeitos de cabeça; (b) de peça intermediária; e (c) de cauda

Defeitos de cabeça

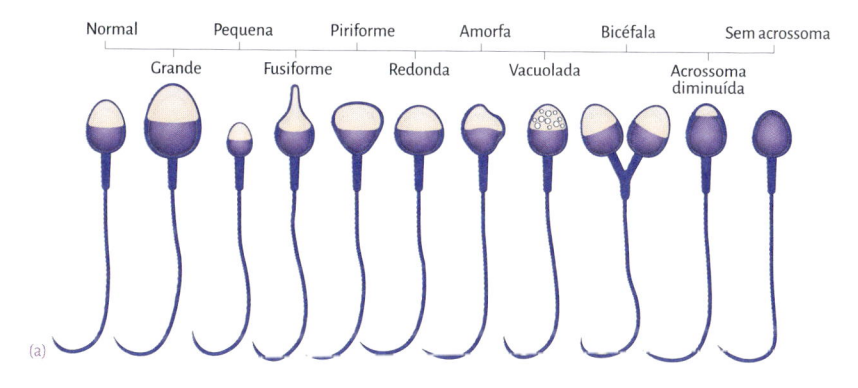

Normal — Grande — Pequena — Fusiforme — Piriforme — Redonda — Amorfa — Vacuolada — Bicéfala — Acrossoma diminuída — Sem acrossoma

(a)

Defeitos de peça intermediária

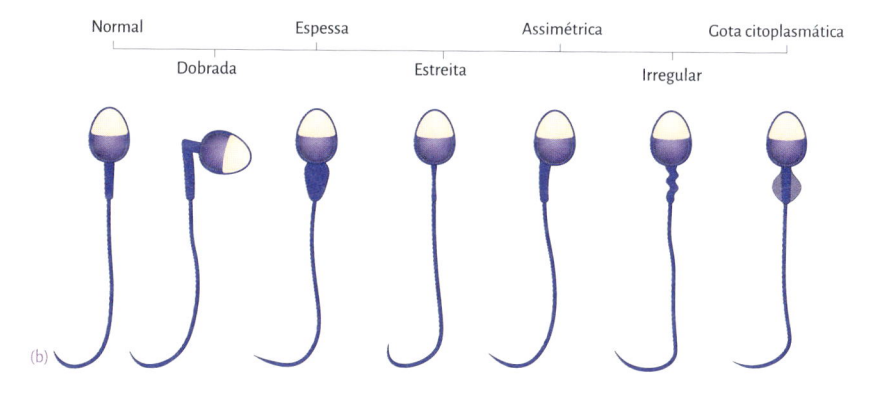

Normal — Dobrada — Espessa — Estreita — Assimétrica — Irregular — Gota citoplasmática

(b)

Defeitos de cauda

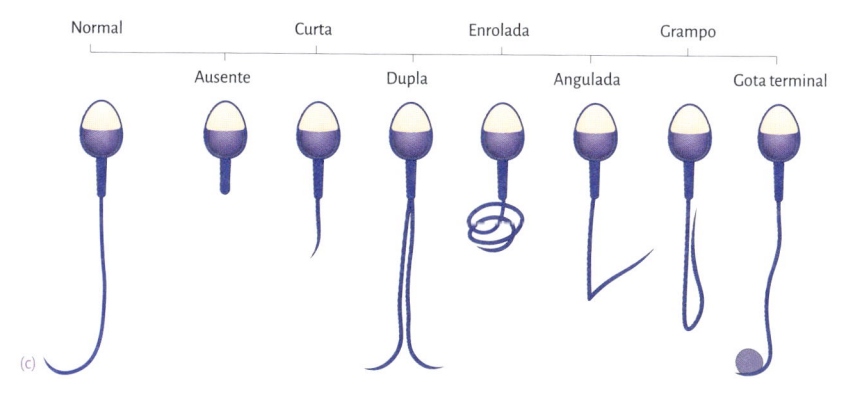

Normal — Ausente — Curta — Dupla — Enrolada — Angulada — Grampo — Gota terminal

(c)

PROCESSAMENTO DO FLUIDO SEMINAL

A morfologia espermática está diretamente relacionada à capacidade do espermatozoide de se deslocar até o óvulo e fertilizá-lo. Espermatozoides com forma anormal podem ter dificuldades de movimentação ou serem incapazes de penetrar no óvulo (Hwang *et al.*, 2021).

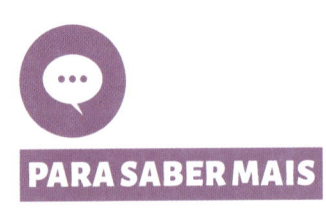

PARA SABER MAIS

Morfologia de Kruger

Um outro método de avaliação é a morfologia de Kruger, que é uma análise detalhada que classifica os espermatozoides em normais e anormais, considerando critérios rigorosos. Os espermatozoides normais devem ter uma cabeça ovalada, uma peça intermediária bem definida e uma cauda reta e longa. Trata-se de uma importante avaliação complementar ao espermograma, uma vez que a forma dos espermatozoides está diretamente relacionada à sua capacidade de penetrar no óvulo e fertilizá-lo. Espermatozoides com morfologia anormal podem ter dificuldades em locomover-se até o óvulo ou em penetrar sua camada externa. Os critérios estritos de Kruger são mais rigorosos do que outros métodos de avaliação, o que proporciona uma análise mais precisa da qualidade espermática (Wald *et al.*, 2021).

Na câmara de Neubauer, são analisadas também células germinativas e leucócitos. A análise no espermograma dessas células, que chamamos de células redondas, envolve a contagem e a diferenciação de células germinativas (espermátides e espermatócitos) e leucócitos. No exame a fresco na câmara de Neubauer, essas células são contadas como um único elemento (células redondas), pois a diferenciação entre elas é impossível nesse estágio. A diferenciação ocorre posteriormente na análise da lâmina de morfologia corada com panótico, Giemsa ou Papanicolau. Células germinativas acima de 10% e leucócitos acima de 1.000/mm^3 podem indicar problemas como bloqueio maturativo e inflamações, respectivamente (figura 4.10).

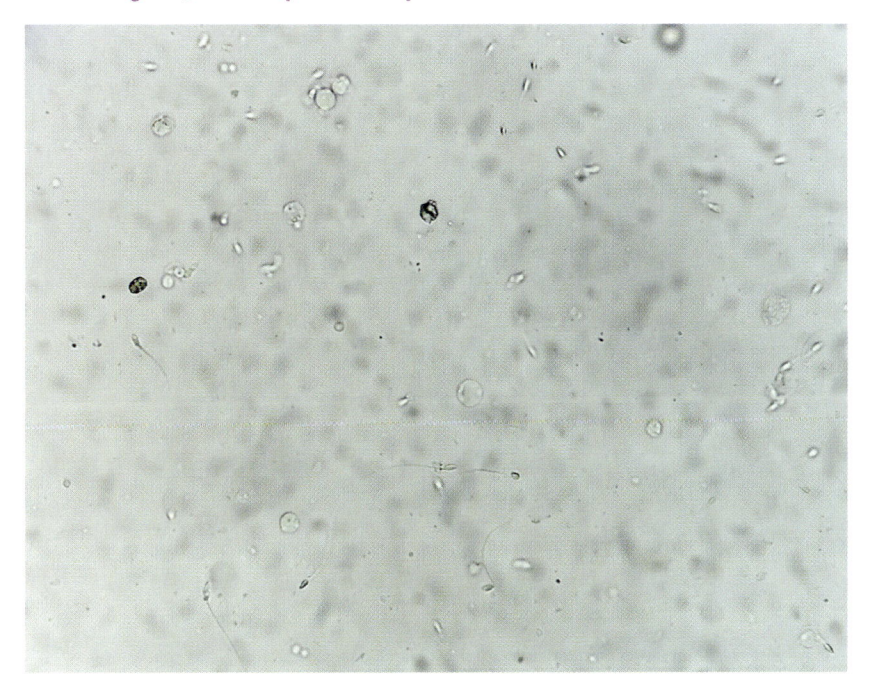

Figura 4.10 – Campo microscópico evidenciando células redondas

As células redondas, portanto, podem ser:

- Germinativas (espermátides e espermatócitos): são células imaturas da linhagem espermática. Um aumento no número dessas células (bloqueio maturativo) pode indicar varicocele, obstrução do ducto deferente, problemas genéticos, infecções, exposição a toxinas ou problemas hormonais.

- Leucócitos: a presença dessas células de defesa na amostra de fluido seminal indica inflamação ou infecção no trato reprodutivo masculino. Chamamos de leucospermia a contagem anormalmente alta de leucócitos no sêmen, e suas causas incluem infecções do trato genital (prostatite, epididimite, uretrite), lesões, trauma ou cirurgia nos órgãos reprodutivos.

PARA SABER MAIS

Vasectomia

A vasectomia é um procedimento cirúrgico utilizado como método contraceptivo masculino. Durante a cirurgia, os canais deferentes, que transportam os espermatozoides dos testículos para a uretra, são cortados ou bloqueados. Isso impede que os espermatozoides sejam liberados durante a ejaculação, tornando o homem estéril. Após a vasectomia, é necessário realizar um exame de espermograma para confirmar a ausência de espermatozoides no sêmen. Esse exame é geralmente feito entre 8 e 16 semanas após a cirurgia. Durante esse período, ainda pode haver espermatozoides vivos na vesícula seminal, por isso é recomendado o uso de métodos contraceptivos adicionais até a confirmação da azoospermia (ausência total de espermatozoides no sêmen). A azoospermia nos resultados do espermograma após a vasectomia indica que a vasectomia foi bem-sucedida. A constatação de espermatozoides mortos ou sem motilidade, não viáveis, pode ser considerada um resultado aceitável, desde que a contagem seja inferior a 100.000 por mL.

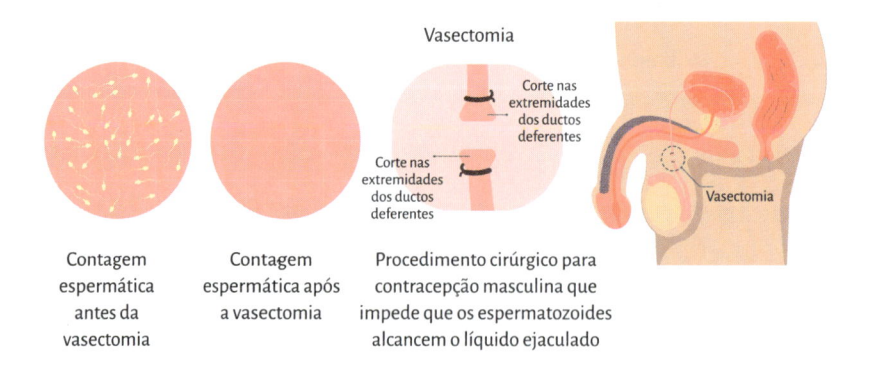

Vasectomia e contagem espermática.

- Contagem espermática antes da vasectomia
- Contagem espermática após a vasectomia
- Procedimento cirúrgico para contracepção masculina que impede que os espermatozoides alcancem o líquido ejaculado

AUTOMAÇÃO EM ANÁLISE DE FLUIDO SEMINAL

A automação no exame de espermograma e análise do líquido seminal representa um avanço significativo na avaliação da fertilidade masculina (Larsen *et al.*, 2000). O estudo utilizou um sistema de análise assistida por computador (CASA) para medir parâmetros de motilidade espermática em uma amostra de 358 homens da população geral. Sistemas de análises automatizados permitem uma avaliação mais precisa e consistente da concentração e motilidade dos espermatozoides, superando as limitações das análises manuais tradicionais, que são subjetivas e apresentam grande variação entre laboratórios. A automação por meio do CASA não só melhora a precisão das análises, como também facilita a padronização dos exames de espermograma, o que permite comparações mais consistentes entre diferentes laboratórios e estudos. Isso é crucial para o desenvolvimento de tratamentos de fertilidade mais eficazes e personalizados (Larsen *et al.*, 2000).

ARREMATANDO AS IDEIAS

Neste capítulo, aprendemos sobre a análise do espermograma e do líquido seminal, que é uma prática fundamental na avaliação da fertilidade masculina, abrangendo tanto as características macroscópicas, como volume, viscosidade e pH, quanto as microscópicas, como concentração, motilidade e morfologia dos espermatozoides. Esses parâmetros fornecem uma visão abrangente da saúde reprodutiva masculina e são essenciais para identificar possíveis causas de infertilidade. A precisão na avaliação dessas características é crucial para um diagnóstico correto e para a orientação de tratamentos eficazes.

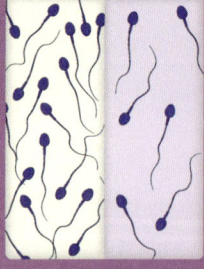

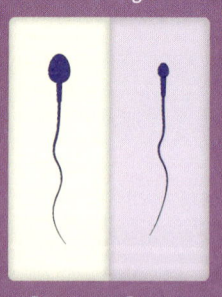

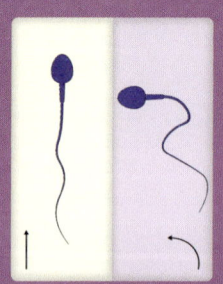

Análises do espermograma: contagem, morfologia e motilidade.

Com a emergente automação na análise do espermograma, como a utilização de sistemas de análise assistida por computador (CASA), a precisão e a padronização dos resultados foram significativamente aprimoradas. Esses avanços tecnológicos não só melhoram a qualidade das análises, mas também facilitam a comparação de resultados entre diferentes laboratórios, promovendo uma maior consistência nos diagnósticos. A automação representa um passo importante para o futuro da medicina reprodutiva, possibilitando abordagens mais personalizadas e eficazes no tratamento da infertilidade masculina, e beneficiando inúmeros casais ao redor do mundo. Os impactos da fertilidade masculina na vida dos casais são profundos e afetam não apenas a capacidade de concepção, mas também o bem-estar emocional e psicológico. A infertilidade pode ser uma experiência desafiadora, e a identificação precoce de problemas por meio de um espermograma detalhado pode fazer uma diferença significativa. A análise criteriosa dos resultados permite que os profissionais de saúde desenvolvam estratégias de tratamento mais direcionadas e eficazes, o que aumenta as chances de sucesso na concepção.

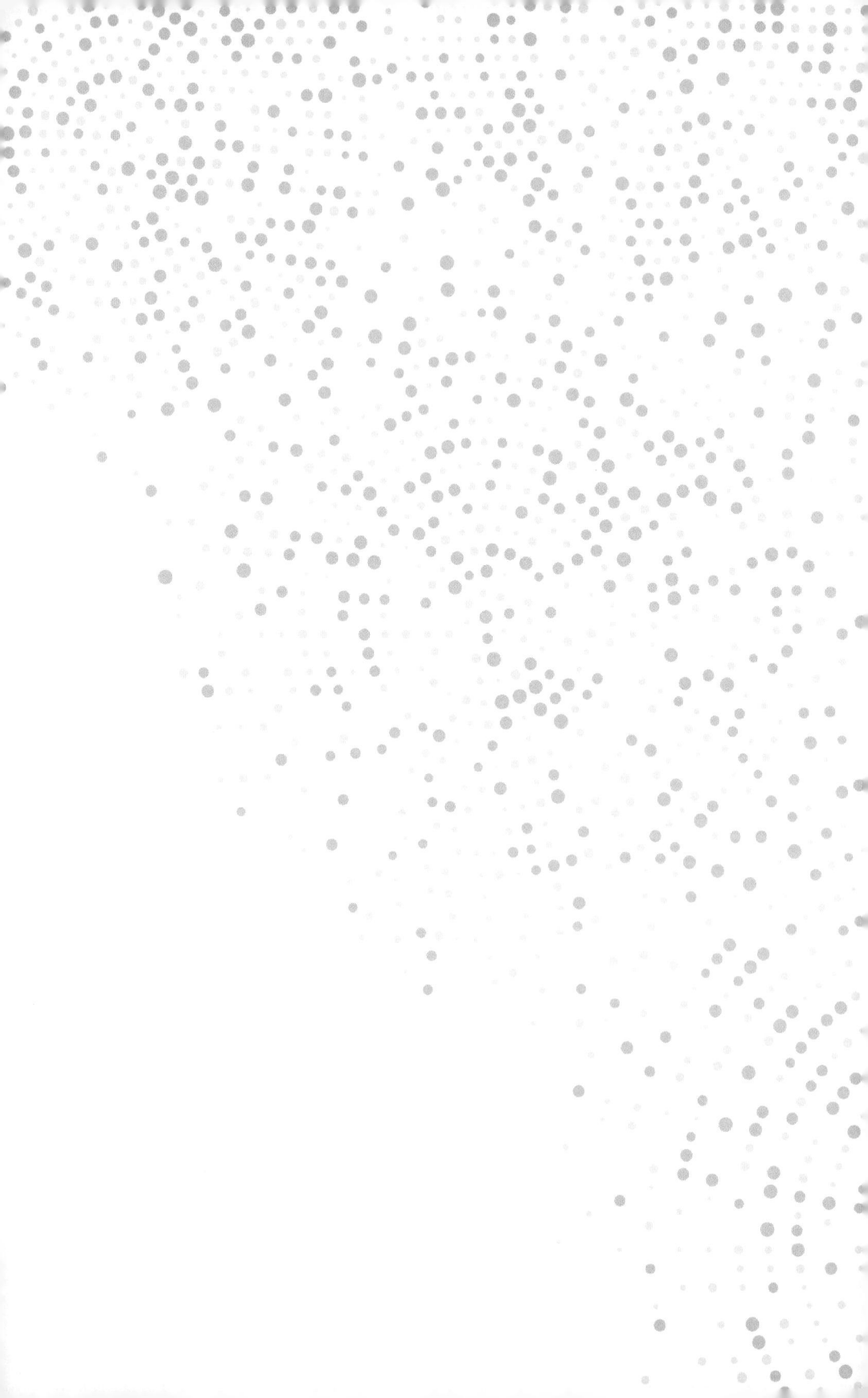

Referências

ÅHMAN, Jenny; MATUSCHEK, Erika; KAHLMETER, Gunnar. Evaluation of ten brands of pre-poured Mueller-Hinton agar plates for EUCAST disc diffusion testing. **Clinical Microbiology and Infection**, v. 28, n. 11, 2022.

ALTENBURG, Francisco Luis; BIONDO-SIMÕES, Maria de Lourdes Pessole; SANTIAGO, Aline. Pesquisa de sangue oculto nas fezes e correlação com alterações nas colonoscopias. **Revista Brasileira de Coloproctologia**, v. 27, n. 3, p. 279-85, 2007.

AUTIER, Brice; GANGNEUX, Jean-Pierre; ROBERT-GANGNEUX, Florence. Evaluation of the Allplex™ GI-Helminth(I) Assay, the first marketed multiplex PCR for helminth diagnosis. **Parasite**, v. 28, 2021.

BENESH, Daniel P. Autonomy and integration in complex parasite life cycles. **Parasitology**, v. 143, n. 14, p. 1824-46, 2016.

BOITRELLE, Florence *et al.* The sixth edition of the WHO manual for human semen analysis: a critical review and SWOT analysis. **Life**, v. 11, n. 12, 2021.

BOSSOLAN, Nelma R. Segnini. **Introdução à microbiologia**: disciplina biologia 3. São Carlos: IFSC-USP, 2002. Apostila.

BRASIL. Agência Nacional de Vigilância Sanitária – Anvisa. **Manual de gerenciamento de resíduos de serviços de saúde**. Brasília: Anvisa, 2006.

BRASIL. Agência Nacional de Vigilância Sanitária – Anvisa. **Manual de vigilância sanitária sobre o transporte de material biológico humano para fins de diagnóstico clínico**. Brasília: Anvisa, 2015.

BRASIL. Agência Nacional de Vigilância Sanitária – Anvisa. **Microbiologia clínica para o controle de infecção relacionada à assistência à saúde**. Módulo 5: Tecnologias em serviços de saúde: descrição dos meios de cultura empregados nos exames microbiológicos. Brasília: Anvisa, 2013a. Disponível em: https://www.gov.br/anvisa/pt-br/centraisdeconteudo/publicacoes/servicosdesaude/publicacoes/modulo-5-tecnologias-em-servicos-de-saude-descricao-dos-meios-de-cultura-empregados-nos-exames-microbiologicos. Acesso em: 28 nov. 2024.

BRASIL. Agência Nacional de Vigilância Sanitária – Anvisa. **Microbiologia clínica para o controle de infecção relacionada à assistência à saúde**. Módulo 6: Detecção e identificação de bactérias de importância médica. Brasília: Anvisa, 2013b. Disponível em: https://www.gov.br/anvisa/pt-br/centraisdeconteudo/publicacoes/servicosdesaude/publicacoes/modulo-6-deteccao-e-identificacao-de-bacterias-de-importancia-medica. Acesso em: 28 nov. 2024.

BRASIL. Agência Nacional de Vigilância Sanitária – Anvisa. **Microbiologia clínica para o controle de infecção relacionada à assistência à saúde**. Módulo 8: Detecção e identificação de fungos de importância médica. Brasília: Anvisa, 2013c. Disponível em: https://www.gov.br/anvisa/pt-br/centraisdeconteudo/publicacoes/servicosdesaude/publicacoes/modulo-8-deteccao-e-identificacao-de-fungos-de-importancia-medica. Acesso em: 28 nov. 2024.

BRASIL. Agência Nacional de Vigilância Sanitária – Anvisa. Resolução da Diretoria Colegiada – RDC nº 504, de 27 de maio de 2021. Dispõe sobre as boas práticas para o transporte de material biológico humano. **Diário Oficial da União**, Brasília, DF, 31 de maio de 2021.

BRASIL. Ministério da Defesa. Instruções para coleta de fezes (EPF) com Coprotest. **Gov.br**, 23 mar. 2016. Disponível em: https://www.gov.br/defesa/pt-br/assuntos/hfa/servicos-e-informacoes/consultas-e-exames/laboratorio-de-analises-clinicas/instrucoes-para-coleta-de-fezes-epf-com-coprotest. Acesso em: 11 dez. 2024.

CARVALHO, Gabriela Lanna Xavier de *et al*. A comparative study of the TF-Test®, Kato-Katz, Hoffman-Pons-Janer, Willis and Baermann-Moraes coprologic methods for the detection of human parasitosis. **Memórias do Instituto Oswaldo Cruz**, v. 107, n. 1, p. 80-4, 2012.

CENTERS FOR DISEASE CONTROL AND PREVENTION – CDC. Malaria. **CDC**, 29 jun. 2006. Disponível em: https://www.cdc.gov/dpdx/malaria/index.html. Acesso em: 11 dez. 2024.

DURAIRAJANAYAGAM, Damayanthi *et al*. Sperm biology from production to ejaculation. *In*: SCHATTMAN, Glenn L.; ESTEVES, Sandro C.; AGARWAL, Ashok (ed.). **Unexplained infertility**: pathophysiology, evaluation and treatment. [*s. l.*]: Springer, p. 29-42, 2015.

ENGELKIRK, Paul G.; DUBEN-ENGELKIRK, Janet. **Burton** – microbiologia para as ciências da saúde. 9. ed. Rio de Janeiro: Guanabara Koogan, 2012.

FERNÁNDEZ-RIVAS, Gema *et al*. Automated parasitological diagnosis in clinical microbiology laboratories. **Scientific Reports**, v. 11, n. 1, 2021.

GUPTA, Menal; GUPTA, Veenu. Patient education: stool examination for gastrointestinal infections. **Journal of Gastrointestinal Infections**, v. 13, n. 1, p. 52-55, 2023.

HWANG, Jae Yeon *et al*. Genetic defects in *DNAH2* underlie male infertility with multiple morphological abnormalities of the sperm flagella in humans and mice. **Frontiers in Cell and Developmental Biology**, v. 9, 2021.

KAHL, Kristin W.; SEITHER, Joshua Z.; REIDY, Lisa. LC-MS-MS vs ELISA: validation of a comprehensive urine toxicology screen by LC-MS-MS and a comparison of 100 forensic specimens. **Journal of Analytical Toxicology**, v. 43, n. 9, p. 734-745, 2019.

LARSEN, Lane *et al*. Computer-assisted semen analysis parameters as predictors for fertility of men from the general population. **Human Reproduction**, v. 15, n. 7, p. 1562-7, 2000.

LAUDE, Adrien *et al*. Is real-time PCR-based diagnosis similar in performance to routine parasitological examination for the identification of *Giardia intestinalis*, *Cryptosporidium parvum/Cryptosporidium hominis* and *Entamoeba histolytica* from stool samples? Evaluation of a new commercial multiplex PCR assay and literature. **Clinical Microbiology and Infection**, v. 22, n. 2, 2016.

LEE, Mindy Winghin; POURMORADY, Jonathan S.; LAINE, Loren. Use of fecal occult blood testing as a diagnostic tool for clinical indications: a systematic review and meta-analysis. **The American Journal of Gastroenterology**, v. 115, n. 5, p. 662-70, 2020.

LEVINSON, Warren. **Microbiologia médica e imunologia**. 13. ed. Porto Alegre: AMGH, 2016.

MAWHINNEY, Michael; MARIOTTI, Angelo. Physiology, pathology and pharmacology of the male reproductive system. **Periodontology 2000**, v. 61, n. 1, p. 232-51, 2013.

MEKONNEN, Zeleke *et al.* Comparison of individual and pooled stool samples for the assessment of soil-transmitted helminth infection intensity and drug efficacy. **PLOS Neglected Tropical Diseases**, v. 7, n. 5, 2013.

MENDES, Célia Regina *et al.* Estudo comparativo de técnicas parasitológicas: Kato-Katz e coprotest®. **Revista da Sociedade Brasileira de Medicina Tropical**, v. 38, n. 2, p. 178-80, 2005.

MURRAY, Patrick R.; ROSENTHAL, Ken S.; PFALLER, Michael A. **Microbiologia médica**. 8. ed. Rio de Janeiro: Elsevier, 2017.

NEUFELD, Paulo Murillo. A história do exame de urina: Idade Moderna. **Revista Brasileira de Análises Clínicas**, v. 54, n. 3, p. 209-211, 2022.

NEVES, David Pereira. **Parasitologia Humana**. 11. ed. São Paulo: Atheneu, 2005.

OEHNINGER, Sergio; FRANKEN, Daniel R.; OMBELET, Willem. Sperm functional tests. **Fertility and Sterility**, v. 102, n. 6, p. 1528-33, 2014.

O'HARA, Laura; SMITH, Lee B. Androgen receptor roles in spermatogenesis and infertility. **Best Practice & Research. Clinical Endocrinology & Metabolism**, v. 29, n. 4, p. 595-605, 2015.

OPLUSTIL, Carmen Paz *et al.* **Procedimentos básicos em microbiologia clínica**. 4. ed. São Paulo: Sarvier, 2020.

PANDI, Mehdi *et al.* Comparison of molecular and parasitological methods for diagnosis of human trichostrongylosis. **Frontiers in Cellular and Infection Microbiology**, v. 11, 2021.

PERANTONI, Larissa Morbi; QUEIROZ-FERNANDES, Geisiany Maria de. Evolução das técnicas diagnósticas em microbiologia clínica. **SALUSVITA**, Bauru, v. 38, n. 2, p. 529-542, 2019.

PROCOP, Gary W. *et al.* **Diagnóstico microbiológico**: texto e atlas. 7. ed. Rio de Janeiro: Guanabara Koogan, 2018.

ROCHA, Arnaldo (org.). **Biodiagnósticos**: fundamentos e técnicas laboratoriais. São Paulo: Rideel, 2016. E-book.

SALOMÃO, Reinaldo (org.). **Infectologia**: bases clínicas e tratamento. Rio de Janeiro: Guanabara Koogan, 2017.

SHARIFDINI, Meysam *et al*. Comparison of nested polymerase chain reaction and real-time polymerase chain reaction with parasitological methods for detection of *Strongyloides stercoralis* in human fecal samples. **The American Journal of Tropical Medicine and Hygiene**, v. 93, n. 6, p. 1285-91, 2015.

SILVERTHORN, Dee Unglaub. **Fisiologia humana**: uma abordagem integrada. 8. ed. São Paulo: Artmed, 2020.

SMITH, Robert A. *et al*. Cancer screening in the United States, 2018: a review of current American Cancer Society guidelines and current issues in cancer screening. **CA: A Cancer Journal for Clinicians**, v. 68, n. 4, p. 297-316, 2018.

SOCIEDADE BRASILEIRA DE PATOLOGIA CLÍNICA/MEDICINA LABORATORIAL – SBPC/ML. O *M. tuberculosis*, a coloração de Ziehl-Neelsen e a interpretação do Baar. **SBPC/ML**, 30 mar. 2023. Disponível em: https://www.sbpc.org.br/pt/noticias-e-eventos/noticias/960-o-m-tuberculosis-a-coloracao-de-ziehl-neelsen-e-a-interpretacao-do-baar. Acesso em: 28 nov. 2024.

SOCIEDADE BRASILEIRA DE PATOLOGIA CLÍNICA/MEDICINA LABORATORIAL – SBPC/ML. **Recomendações da Sociedade Brasileira de Patologia Clínica/Medicina Laboratorial (SBPC/ML)**: fatores pré-analíticos e interferentes em ensaios laboratoriais. Barueri: Manole, 2018.

SOCIEDADE BRASILEIRA DE PATOLOGIA CLÍNICA/MEDICINA LABORATORIAL – SBPC/ML. **Recomendações da Sociedade Brasileira de Patologia Clínica/Medicina Laboratorial (SBPC/ML)**: realização de exames em urina. Barueri: Manole, 2017.

SOCIEDADE BRASILEIRA DE PEDIATRIA – SBP. Parasitoses intestinais: diagnóstico e tratamento. **Guia Prático de Atualização – Departamentos Científicos de Gastroenterologia e Infectologia (2019-2021)**, n. 7, set. 2020. Disponível em: https://www.sbp.com.br/fileadmin/user_upload/22207d-GPA_-_Parasitoses_intestinais_-_diagnostico_e_tratamento.pdf. Acesso em: 11 dez. 2024.

SOKOL, Piotr; DRAKOPOULOS, Panagiotis; POLYZOS, Nikolaos. The effect of ejaculatory abstinence interval on sperm parameters and clinical outcome of ART. A systematic review of the literature. **Journal of Clinical Medicine**, v. 10, n. 15, 2021.

TEVES, Maria Eugenia; ROLDAN, Eduardo R. S. Sperm bauplan and function and underlying processes of sperm formation and selection. **Physiological Reviews**, v. 102, n. 1, p. 7-60, 2021.

TORTORA, Gerard J.; FUNKE, Berdell R.; CASE, Christine L. **Microbiologia**. 10. ed. Porto Alegre: Artmed, 2012.

TOURÉ, Aminata *et al*. The genetic architecture of morphological abnormalities of the sperm tail. **Human Genetics**, v. 140, p. 21-42, 2021.

TRABULSI, Luiz Rachid *et al*. **Microbiologia**. 3. ed. São Paulo: Atheneu, 1999.

WALD, Gal *et al*. Assessing the clinical value of the Kruger strict morphology criteria over the World Health Organization fourth edition criteria. **F&S Reports**, v. 2, n. 2, p. 176-180, 2021.

WORLD HEALTH ORGANIZATION – WHO. **WHO laboratory manual for the examination and processing of human semen**. 6. ed. [*s. l.*]: WHO, 2021.

ZHANG, Qi-Jie; XIA, Jia-Dong; SONG, Ning-Hong. Neurophysiological mechanisms of ejaculation. **Zhonghua nan ke xue [National Journal of Andrology]**, v. 24, n. 12, p. 1126-1131, 2018.